Ullstein

ÜBER DAS BUCH:

Niemand kennt die Geheimnisse für ein aufregendes und glückliches Sexualleben besser als die Bestsellerautorin Lonnie Barbach. Ihr neuer Erotikratgeber möchte Sie auf 50 phantasievolle Arten dazu verführen, aus Ihrer Beziehung eine fortdauernde und leidenschaftliche Affäre zu machen. Lonnie Barbach verrät eine Fülle raffinierter Tricks, mit denen Sie Ihr sexuelles Erleben und die Intimität mit Ihrem Partner oder Ihrer Partnerin steigern können. Ihr kluges und tabuloses Buch enthüllt Ihnen das unvergleichliche Geschenk, das zwei Menschen sich gegenseitig machen können: die leidenschaftliche und lustvolle Liebe.

DIE AUTORIN:

Lonnie Barbach ist Psychologin und Sexualtherapeutin an der Medizinischen Fakultät der Universität von Kalifornien in San Francisco. In Amerika machte sie sich einen Namen mit einem neuartigen sexualtherapeutischen Programm, das sie am California Medical Center in Berkeley mit mehreren Frauengruppen erprobte.
Weitere Veröffentlichungen bei Ullstein: *Die dritte Weiblichkeit; For yourself; Welche Farbe hat die Lust?; Der einzige Weg, Oliven zu essen; Fühlst du mich?*

Lonnie Barbach

50 Wege zu neuer Lust

Die Kunst, ein glückliches Paar zu bleiben

Aus dem Amerikanischen
von Helge Marquard

Ullstein

Ullstein Buchverlage GmbH & Co. KG,
Berlin
Taschenbuchnummer: 35810
Titel der Originalausgabe:
50 Ways to please your Lover while you please yourself
Aus dem Amerikanischen von Helge Marquard

Deutsche Erstausgabe
2. Auflage Juli 1999

Umschlaggestaltung:
Theodor Bayer-Eynck
Unter Verwendung einer Abbildung von
The Image Bank

Die amerikanische Originalausgabe erschien 1997 bei Dutton, a division of
Penguin Books USA Inc.

Printed in Germany 1999
Gesamtherstellung:
Clausen & Bosse, Leck
ISBN 3 548 35810 1

Die Deutsche Bibliothek – CIP-Einheitsaufnahme

Barbach, Lonnie:
[50 ways to please your lover while you please yourself <dt.>]
50 Wege zu neuer Lust: die Kunst, ein glückliches Paar zu bleiben /
Lonnie Barbach. Aus dem Amerikan. von Helge Marquard. – Dt.
Erstausg., 2. Aufl. – Berlin: Ullstein, 1999
(Ullstein-Buch; Nr. 35810)
ISBN 3-548-35810-1

Danksagung

Mein besonderer Dank gilt Udana Power, die die erotischen Vignetten beigesteuert hat. In diesen kleinen Erzählungen werden Udanas grenzenlose erotische Phantasie und ihr wunderbarer Humor erkennbar. Nicht erkennbar werden vielleicht ihre Großzügigkeit und ihre Unbeschwertheit, die die Zusammenarbeit mit ihr zum reinen Vergnügen gemacht haben.

Inhalt

Einleitung

Wunderbarer Sex befriedigt Körper und Seele. Er vereint zwei Menschen in ihren Wesenstiefen, wenn sie sich der Lust ihrer Körper ohne Einschränkung, ohne falsche Scham und ohne Hemmung öffnen. Und wunderbarer Sex kann auch die Intimität in anderen Aspekten der Beziehung fördern.

50 Wege zu neuer Lust ist dazu gedacht, Ihre sexuelle Beziehung zu stimulieren, und das im besten Sinne des Wortes. Ob Sie sich nun seit 50 Tagen oder seit 50 Jahren lieben: Dieses Buch wird Ihrem Sexualleben Würze, Weite und spielerische Freude geben.

Sie können das Buch auf vielerlei Art nutzen. Wenn Sie methodisch sind und nichts auslassen wollen, können Sie mit der ersten Aktivität beginnen und mit der letzten aufhören – und dabei sichergehen, daß Sie jede einzelne Anregung auskosten. Oder Sie schlagen spontan irgendeine Seite auf und lassen sich überraschen, wohin der Vorschlag dort Sie führt. Oder Sie wählen eine Kategorie aus, die Sie stimuliert, und »spielen« innerhalb dieses Bereichs. Vielleicht möchten Sie, als Teil Ihres Liebesspiels, die

Vignetten Ihrer Partnerin/Ihrem Partner laut vorlesen. Oder aber Sie lesen das Buch für sich, um einerseits Ihre sexuelle Energie auf kleiner Flamme zu erwärmen und andererseits Ideen auf Vorrat zu sammeln, um sie zu einem späteren Zeitpunkt auszuprobieren. Sie könnten mit Ihrem Partner oder Ihrer Partnerin vereinbaren, jede Woche eine neue Aktivität zu unternehmen, um Ihrem Sexualleben ständig Neues zuzuführen. Sie könnten das Buch ebensogut zu einem Wochenende mitnehmen oder es zum Hochzeitstag, zum Geburtstag oder zum Valentinstag schenken, um auf diese Weise den Anstoß für innovatives sexuelles Vergnügen zu geben.

Das Wichtigste ist, das Abenteuer in Ihrer sexuellen Beziehung wahrzunehmen und Spaß daran zu haben. Nehmen Sie sich die Freiheit, die Vorschläge in diesem Buch nach Ihren spezifischen Bedürfnissen und Interessen zu verändern. Sehen Sie es als Sprungschanze für Ihre ganz persönliche sexuelle Kreativität an. Und wenn Sie selbst großartige sexuelle Ideen entwickeln, schreiben Sie mir darüber, damit ich sie in einen nächsten Band aufnehmen kann. Die Möglichkeiten eines vertieften und reicheren Intimlebens sind nahezu unbegrenzt.

Und denken Sie immer daran, Ihre Lust genüßlich auszukosten.

Lonnie Barbach, Ph. D.
c/o Dutton Books
375 Hudson St.
New York, NY 10014

Das Reich der Lust erweitern: Die Sinne wecken

1. Düfte

James hörte die Nachricht auf seinem Anrufbeantworter. Sarah wollte ihn um halb fünf vor dem Ivy treffen. Als er nach dem Training aus dem Sportstudio kam, stand sie vor dem weißen Palisadenzaun. Sie trug das romantische weite Kleidchen, das so unsagbar sexy war. Ohne ein Wort nahm sie seine Hand und führte ihn die Straße entlang. Vor einem kleinen Geschäft mit zwei Namen auf der Tür blieb sie stehen. Lächelnd führte sie ihn hinein und beobachtete seine Reaktion auf das, was sie dort drinnen erwartete.

Am besten gefiel ihm die Zartheit der Düfte. Nicht aufdringlich, aber intensiv … die wunderbaren Gerüche schienen ihn gleichermaßen zu entspannen und zu stimulieren. Schönheit ringsherum. Die Flaschen mit Tropfen, Ölen und Seifen waren mit Schnüren und getrockneten Blättern verpackt. Das weiche Licht im Geschäft wurde von den Duftkerzen intensiviert, die in Keramikhaltern flackerten und tanzende Sterne und Monde auf die Wände zauberten. Eine Stätte der Magie.

James und Sarah verbrachten mehr als eineinhalb Stunden in dem kleinen Laden. Sie schnupperten, probierten, erforschten, und sie reizten sich gegenseitig mit Andeutungen auf den bevorstehenden Abend. Wenn Sarah ihn ansah, ihr Gesicht so verwundbar und erotisch zugleich, verspürte er den Wunsch, auf der Stelle mit ihr zu schlafen. Ob die Verkäuferin wohl ahnte, was sie beabsichtigten? Er schaute sich um, doch sie war mit einem anderen Kunden beschäftigt.

Als er sich wieder zu Sarah wandte, näherte sie sich ihm wie eine Vision. Er hatte das Gefühl, durch eine Zeitverzerrung in eine Welt gefallen zu sein, die ganz den Sinnen gewidmet war. Sie ließ ihn an der weichen Innenfläche ihres Handgelenks riechen. »Welchen Duft magst du?« fragte sie. Er nahm ihre zarte Hand und atmete tief ein. Der Duft schien bis in seine Zehenspitzen zu dringen und mit seiner Liebe zu Sarah zu verschmelzen. In diesem Moment verschwand die Welt, ließ die beiden allein für sich, allein mit ihrer Liebe und dem Duft von *China Rain*.

Die individuellen Pheromone sind die ursprünglichen Aphrodisiaka, und Duft kann der körperlichen Liebe zusätzliche Impulse geben.

- Sprühen oder tupfen Sie Parfüm oder Eau de Cologne auf Handgelenk, Hals und vor allem auf die Innenseite Ihrer Schenkel.
- Zünden Sie eine Duftkerze oder etwas Weihrauch an.

- Verwenden Sie beim Baden oder Duschen eine duftreiche Seife.
- Massieren Sie den Körper Ihrer Partnerin/Ihres Partners mit einem aromatischen Körperöl.

Kaufen Sie gemeinsam eine Seife, Öl, Parfüm oder Kerzen mit einem Duft, den Sie beide genießen können, und intensivieren Sie damit Ihr Liebesleben.

Um die Reichhaltigkeit dieses häufig vernachlässigten Stimulans zu entdecken, konzentrieren Sie sich beim nächsten Liebesakt ganz auf Ihren Geruchssinn.

2. Auditiver Sex

Sie redeten über Gott und die Welt, als sie in der Schlange standen, die sich den Block entlang und um die nächste Ecke wand. Plötzlich veränderte sich etwas in seinem Tonfall. Seine Stimme klang tiefer, rauher und so voll, daß es sie innerlich erwärmte und in ihr prickelte.

»Ich liebe dich, Schatz.« Er blickte ihr unverwandt in die Augen, seine schweren Lider signalisierten Sex. »Ich liebe dich und möchte jetzt in dir sein.«

Überrascht hob sie den Blick. Er drehte sie so, daß sie ihm den Rücken zuwandte, legte die Arme um sie, zog ihren Körper an sich und flüsterte ihr ins Ohr: »Ich will spüren, wie ich in dir bin. Ich will dich feucht und warm um meinen Schwanz spüren. Und dann bewege ich mich ganz langsam, hinein, heraus, immer wieder, sehr, sehr lange, dann kannst du kommen und kommen und kommen. Ich sehe es so gern, wenn du kommst, Baby ...« Die Lust seiner Gedanken machte ihn stöhnen.

Sie spürte, wie er härter wurde, als er sich sanft gegen sie preßte. Sie schaute zu den anderen Menschen in der Schlange. Merkte jemand etwas? Nein, sie waren nur eines von den Paaren, die vor dem Kino warteten. Er legte seine Lippen an ihr Ohr und flüsterte weiter, so als erzähle er ihr ein Geheimnis. Sie schloß die Augen und lächelte, während sie ihren Körper entspannt gegen den seinen lehnte. Sie zog seinem Kopf herab, bis sein Ohr an ihren Lippen war, und flüsterte: »Ich liebe deinen Schwanz. Ich liebe es, ihn hart und heiß in mir zu spüren. Ich liebe es, wenn du mich ganz tief fickst und obszön redest.«

Reden Sie rüde und obszön; zitieren Sie Liebesgedichte – auditiver Sex setzt Akzente in Ihrer Erregung. Zum Beispiel:

- Flüstern Sie »Ich liebe dich!«, wenn Sie sein Ohr küssen.
- Sagen Sie ihr »Du fühlst dich wunderbar an!«, während Sie ihre Brust liebkosen.
- Lassen Sie Ihre Partnerin/Ihren Partner wissen, wie attraktiv er/sie nackt für Sie ist.
- Sagen Sie: »Ich will dich in mir.«/»Ich will in dir sein.«

- Sagen Sie: »Fester!«
- Sagen Sie: »Nicht aufhören!«

Manche Menschen werden durch den Gebrauch obszöner Worte ganz besonders erregt, je geiler, desto besser.

Bevor Sie sich für auditiven Sex entscheiden, sollten Sie mit verschiedenen Varianten von verbalem Sex experimentieren, um herauszufinden, was für Sie beide gut ist.

3. Oraler Sex

Joshuas schwielige Hände wölbten sich um ihre kleinen, festen Brüste, als er ihren Bauch küßte und das Haarbüschel zwischen ihren Beinen erreichte. »Mein Gott!« dachte sie. »Er macht es.«

Sie war nervös und konnte sich nur schwer entspannen. Seine Zunge strich über die weichen Falten ihrer Vulva. Dann zuckte sie zu dem kleinen geschwollenen Knopf, der am Eingang ihres Zentrums Wache stand. Sie hörte ein gedämpftes Seufzen, als er seine Zunge in sie hineindrückte, dann wieder zu ihrer Klitoris fand und sie streichelte, auf und ab, immer wieder.

Es war ein wundervolles Gefühl, und dennoch sorgte sie sich. Schmeckte sie richtig? Würde seine Zunge die richtige Stelle treffen? Und lange genug?

Er hörte nicht auf, mit seiner Zunge zwischen ihren Beinen zu graben. Er schien es zu mögen. Seine Hände streichelten ihre Schenkel, und dann drückte er ihre Schenkel auseinander, so daß seine Lippen und seine Zunge noch tiefer vorstoßen konnten. Seine Zunge zuckte auf und ab über die kleine Knospe, die voller Begehren immer weiter anschwoll. Er hörte nicht auf. Er bewegte die Zunge in einem sanften Rhythmus, dem sie zu vertrauen begann und dem sie sich mehr und mehr hingab. Und je mehr sie sich zu seiner steten Stimulierung entspannte, desto näher kam sie an den Rand des Orgasmus.

Sie fühlte, wie sich seine Finger in ihrer Vagina bewegten. Sie glitten hinein und heraus, während seine Zunge sich unentwegt auf und ab bewegte. Er ließ nicht nach. Er änderte nichts. Er machte immer weiter, so daß sie sich immer tiefer in ihr Gefühl hinein entspannen konnte, bis sie plötzlich spürte, daß sie überquoll, den Rand überschritt. Sie stürzte und erblühte zur gleichen Zeit. Energie brach aus der kleinen Knospe an seiner Zunge; die Muskeln drückten und pulsierten gegen seine Finger, zogen sich immer wieder zusammen. Erregung machte sich auf seinem Gesicht breit; er ächzte und intensivierte sein Saugen und Lecken. Sie schrie. Ihr Körper krümmte sich. Aufstöhnend ritt er gemeinsam mit ihr auf der Welle ihres Orgasmus. Seine Lippen und seine Zunge blieben bei ihr, bis die Welle abebbte und sie zur Ruhe kam. Sie hielt seinen Kopf … Ihre Klitoris war so empfindlich, und sie wollte nicht, daß er sich bewegte. Er sollte nur dort mit ihr liegen, bis sie auf diesen Planeten zurückzukehren vermochte.

Baden oder duschen Sie zusammen. Entspannen Sie sich, und genießen Sie die Empfindungen, wenn Sie den Körper Ihrer Partnerin / Ihres Partners einseifen.

Experimentieren Sie. Breiten Sie ein Handtuch auf Ihrem Bett oder dem Sofa aus und bestreichen Sie die Geschlechtsteile Ihrer Partnerin / Ihres Partners mit einem der folgenden Genußmittel:

- Schlagsahne
- Schokoladensoße
- Armoatischem Sirup
- Aromatischem, eßbarem Massageöl

Nehmen Sie eine bequeme Position ein, und lecken Sie die Substanz ab. Hören Sie nicht auf, die Geschlechtsteile Ihrer Partnerin / Ihres Partners zu lekken, an ihnen zu knabbern und sie mit der Zunge anzustoßen, auch wenn Soße, Sirup oder Öl aufgeleckt sind.

FELLATIO

Wenn Sie nicht möchten, daß Ihr Partner in Ihren Mund ejakuliert, dann bitten Sie ihn, verbal oder mit einer Berührung zu signalisieren, wenn er sich unmittelbar vor dem Samenerguß befindet, damit Sie seinen Penis aus dem Mund nehmen können.

Um zu verhindern, daß der Penis Ihres Partners zu weit in Ihren Mund eindringt, umfassen Sie seine Basis mit der Hand. Das wirkt wie ein Puffer. Um seine Lust zu intensivieren, streicheln Sie seinen Penis mit Ihrer Hand, während Sie an ihm saugen.

CUNNILINGUS

Sollten Sie Probleme mit dem Geruch haben, tupfen Sie Ihr Lieblingsparfüm auf die Schamhaare Ihrer Partnerin oder auf die Innenseite ihrer Schenkel – jedoch nicht innerhalb der äußeren Schamlippen (Alkohol kann Schleimhäute verätzen).

Die Beibehaltung eines festen und steten Rhythmus bis zum Ende des Orgasmus ist für die meisten Frauen entscheidend.

Neben der Hand ist der Bereich Mund/Lippen/Zunge der beweglichste Teil des menschlichen Körpers; das macht oralen Sex zu einem besonderen Genuß. Speichel ist ein hervorragendes natürliches Gleitmittel.

4. Landkarte der Berührung

Das Zimmer sollte warm sein. Nehmen Sie Papier und Ihre bevorzugten Stifte, Farben oder Marker und betrachten Sie die Geschlechtsteile Ihrer Partnerin/Ihres Partners eingehend. Dann zeichnen Sie ein

Bild davon. Sorgen Sie sich nicht um Ihre künstlerischen Fähigkeiten.

Wenn Sie mit der Zeichnung fertig sind, berühren Sie die verschiedenen Zonen der Geschlechtsteile Ihrer Partnerin/Ihres Partners; anhand der Reaktionen, die Sie entlocken, bewerten Sie die Empfindlichkeit der Zonen von 1 bis 5. Eine 5 bedeutet äußerste Empfindlichkeit.

Wählen Sie für jede der fünf Zahlen eine andere Farbe. Dann färben Sie jeden Bereich Ihrer Zeichnung mit der Farbe, die dem festgestellten Grad der Empfindlichkeit entspricht. Auf diese Weise haben Sie eine einzigartige Sensitivitätskarte der Geschlechtsteile Ihrer Partnerin/Ihres Partners geschaffen – und vielleicht etwas Neues über diesen besonderen Bereich Ihres oder seines Körpers erfahren.

Tauschen Sie die Rollen, so daß Sie beide Gelegenheit haben, Künstler/in und Modell zu sein.

Ihrem kreativen Ausdruck und anderen Energien freie Bahn zu geben ist wichtiger, als ein möglichst genaues Abbild zu schaffen.

5. Genitale Kunst

Georgia O'Keeffes Gemälde hatte er immer gemocht. Ihre Bilder waren organisch. Natürlich. Und absolut erotisch. Diese Gedanken gingen ihm durch den Kopf, als er vor Samanthas Möse saß und über das widerspenstige Haar strich.

Samantha saß in der Küche auf der Arbeitsplatte, den Rücken gegen den Hängeschrank gelehnt. Ihre Füße standen auf den Kacheln, die Beine hatte sie gespreizt. »Ein Meisterwerk«, dachte er, als er einen kleinen Kamm nahm und mit ihm behutsam durch den dunkelbraunen Haarteppich fuhr.

»Stört es dich, wenn ich es schneide?« fragte er höflich.

Sie lächelte zu ihm herab. »Natürlich nicht. Tu, was du möchtest.« Ihre Augenlider fielen auf Halbmast, als sie ihn musterte. »Du gibst mir das Gefühl, ein Kunstwerk zu sein.«

»Das liegt daran, daß du eines bist«, erwiderte er, nahm eine kleine Schere und begann, die zarten Ränder zu schneiden.

Nicht lange, und das dichte Haargewebe war in ein kleines kreisförmiges Büschel verwandelt, und er sah die verwundbaren Lippen aus nächster Nähe. Noch nie hatte er die Vulva einer Frau so deutlich gesehen. Die Liebesstätte. Die Möse. Die Pforte zum Paradies. Die Stelle, die lockte: »Komm zu mir und verliere Herz und Seele!«

Sanft zog er die Lippen auseinander, um die rosafarbene Passionsblume zu sehen, die er schon so viele Male geliebt hatte. Sonderbar, noch nie hatte er sie richtig betrachtet. Er zog die Lippen auseinander und starrte auf die Luststätte. Ja, sie sah tatsächlich wie ein Gemälde von Georgia O'Keeffe aus. Er wollte sie lecken, seine Zunge zwischen die rosigen

Blütenblätter stecken, aber er hielt sich zurück. Er starrte bloß auf die Delikatesse der unglaublich intimen Stelle, bewunderte ihre Kraft und Vollkommenheit.

Dann griff er über Samanthas Bein hinweg zu den Töpfchen mit Fingerfarben, die neben ihr auf der Platte standen. Er tauchte zwei Finger ins Türkis und zog behutsam einen Strich vom dunklen Büschel im Zentrum über die Innenseite ihres Schenkels, so als schaffe er einen Stengel für ihre vollkommene Passionsblume. Ihm ging auf, daß er Gelb und Rosa, Rot und Lila brauchte ... Denn die Energie, die aus dieser geheimen Pforte strömte, war dynamisch, elektrisch, voller Kraft. Er steckte die Finger in die anderen Farbtöpfchen und ließ auf ihrem Unterleib farbenfrohe Blütenblätter entstehen. Dann strich er helle Sonnenstrahlen auf ihre Haut, von der Quelle des Lebens zwischen ihren Beinen über ihren Bauch und ihre Hüfte.

Samantha senkte den Kopf in den Nacken und seufzte voller Lust. Die sanfte Berührung seiner Hände, die Fingerfarbe über ihre empfindlichsten Körperstellen strich, war unerwartet erregend.

Sein Fingerfarbengemälde war von kindlicher Freiheit. Kräftige Grundfarben wanden sich wie Ranken elektrischer Energie über die Innenseite ihrer Schenkel. Professionell war dieses Stilleben nicht, es war nicht einmal besonders gut gezeichnet. Doch es war wunderbar. Noch bevor er zu erfassen vermochte, was er zu erfassen versuchte, legte er die Arme um ihre Beine und brachte sein Gesicht so nahe, daß seine Zunge die wunderschönen Hautfalten erkunden konnte. Jetzt wußte seine Zunge, wohin sie ging: die inneren Lippen, die kleine Knospe in ihrem Versteck und der rosige Öffnungsmuskel, der sein Tor zum Himmel war.

Die Coiffure des Schamhaars verbindet Kreativität, Intimität und Spaß. Die Zutaten:

- eine Schere
- ein Rasierapparat
- ein kleiner Kamm
- Wasserfarben, Fingerfarben oder ungiftige farbige Marker auf Wasserbasis

Gestalten und schneiden Sie die Schamzone Ihrer Partnerin/Ihres Partners, bis Sie das gewünschte Bild erzielen.

- Schaffen Sie mit Farben oder Markern ein Kunstwerk, das einer Tätowierung gleicht.
- Einige mögen es, das Schamhaar ihrer Partnerin/ihres Partners gänzlich abzurasieren.

Wenn Sie Ihre Gestaltung realisiert haben, vergnügen Sie sich im Liebesakt mit dem geschaffenen Bild.

Frisch geschnittenes oder rasiertes Haar kann sich kratzig anfühlen, doch das verliert sich gewöhnlich nach wenigen Tagen. Eine Lotion kann die Reizung mindern.

Liebe ausdrücken: Wie man die Liebe in der körperlichen Liebe steigert

6. Verwöhntage

Es war der teuerste Anzug, den Ben sich jemals gekauft hatte. Ginger hatte ihm bei der Auswahl geholfen. Sie hatte recht: Er fühlte sich wie ein Millionär darin, und auf den Vorstand machte der Anzug Eindruck. Sie hörten ihm anders zu als sonst.

Als er die Sitzung verließ, griff er, ganz unbewußt, in die Jackentasche. Seine Finger fühlten etwas, er zog es heraus. Ein schwarzer Nylonstrumpf mit einer Naht auf der Rückseite. »Meine Kleine weiß, wie man das Feuer schürt«, dachte er lächelnd.

Kaum hatte er sein Büro betreten, öffnete er als erstes die oberste Schublade seines Schreibtischs und holte eine gedruckte Liste heraus. Beim Lesen streichelte er sein Gesicht mit dem Nylonstrumpf:

Dinge, die ich über alles liebe:

- Ruf mich einfach an, um mir zu sagen, daß du mich liebst.
- Greife mitten in einer Menschenmenge nach meiner Hand.

- Gänseblümchen.
- Laß mich wissen, daß du an mich denkst.
- Ab und zu ein kleines Geschenk.
- Cunnilingus.
- Küsse auf den Nacken.
- Fußmassagen.
- Wenn dir auffällt, was ich anhabe.
- Wenn du mich umarmst.
- Wenn du mich mit einem Video überraschst.
- Sexy E-Mails.

Und die Liste war damit nicht zu Ende. Ergänzungen waren mit Kugelschreiber und Bleistift hinzugefügt worden. Für den Anfang entschied er sich für »Gänseblümchen«. Er rief die Gärtnerei an und bestellte zwei große rote Töpfe mit üppig blühenden weißen und gelben Gänseblümchen. Dann setzte er sich an den Computer, überlegte einen Augenblick und schrieb eine E-Mail: »Ich habe hier einen Nylonstrumpf, der sich danach sehnt, über dein prachtvolles Bein gestreift und von mir gestreichelt zu werden. An dich zu denken, versetzt mich in erotische Stimmung. Wenn ich nach Hause komme, will ich draußen auf der Liege mit dir schlafen – bei den Blumen und unter den Sternen.

In Liebe – Ben.«

Wenn Sie spüren, daß Sie Ihrer Partnerin/Ihrem Partner am Herzen liegen, kann das Ihre Liebe steigern und Sie anreizen. Oftmals versuchen wir, unsere Zuwendung zu demonstrieren, indem wir für unsere

Partner/innen Dinge tun, die wir gern selbst bekämen. Wir kochen zum Beispiel ein phantastisches Menü oder bringen Blumen mit nach Hause – in der Hoffnung, unsere Partnerin/unser Partner versteht den Hinweis. Allerdings wirken solche Hinweise nicht immer.

Seien Sie statt dessen direkt. Denken Sie an die einfachen Dinge, die Ihre Partnerin/Ihr Partner tut oder tun könnte – sowohl im Schlafzimmer als auch außerhalb – und die Ihnen das Gefühl geben, daß Sie ihr oder ihm am Herzen liegen. Und dann schreiben Sie diese Dinge in einer Liste auf. Zum Beispiel:

- Ruf mich tagsüber an.
- Gib mir einen Kuß beim Abschied.
- Ein schöner Abend in der Stadt.
- Mach mir Komplimente über mein Aussehen.
- Nenn mich »Liebling« (oder benutze andere Kosenamen).
- Nimm mich ganz oft in den Arm.

Alle Positionen auf der Liste sollten positiv sein. Dinge, die Ihre Partnerin/Ihr Partner tun oder mit denen sie/er fortfahren soll. Pflichtaufgaben wie »Das Katzenklo reinigen« sind strikt verboten. Verboten sind auch Dinge, mit denen Ihre Partnerin/Ihr Partner aufhören soll, beispielsweise »Hör auf, im Treppenhaus nach mir zu rufen« oder »Hör auf, beim Essen Telefongespräche zu führen«.

Danach besprechen Sie Ihre Listen im Detail. Sprechen Sie darüber, was jede einzelne Position bedeutet und wieso sie Ihnen das Gefühl von Zuwendung gibt.

Als kleine Gedächtnisstütze legen Sie Ihre jeweiligen Listen auf den Medikamentenschrank, vor den Badezimmerspiegel oder an eine andere gut sichtbare Stelle.

Führen Sie jeden Tag zwei Positionen von der Liste Ihrer Partnerin/Ihres Partners aus, um Ihre Beziehung gedeihen zu lassen.

Gestalten Sie die Liste möglichst lang. Fügen Sie ständig neue Dinge hinzu, während die Tage und Wochen verstreichen. Eine längere Liste bedeutet größere Vielfalt und mehr Alternativen, unter denen man wählen kann.

7. Anerkennung

Wir alle wollen das Gefühl haben, von unserer Partnerin/unserem Partner für unseren Beitrag anerkannt zu werden. Wenn wir uns anerkannt fühlen, empfinden wir mehr Liebe und Großzügigkeit. Der Mensch ist einzigartig in seiner Freude an Lob und Aufmerksamkeit.

Nehmen Sie sich die Zeit, darüber nachzudenken, welche Handlungen Ihrer Partnerin/Ihres Partners während der letzten 24 Stunden Ihnen Freude gemacht haben, zum Beispiel:

- den Müll hinunterbringen
- ein großartiges Essen kochen
- das Katzenklo säubern
- anrufen, um einfach nur »Hallo« zu sagen
- Ihren Kopf massieren, bevor Sie einschlafen
- ein freundliches Wort, weil Sie die Garage aufgeräumt haben.

Wählen Sie jeden Tag einen festen Zeitpunkt, an dem Sie einander Anerkennung zollen. Beim Frühstück, wenn Sie von der Arbeit nach Hause kommen, beim Abendessen oder wenn Sie abends zu Bett gehen – das sind alles geeignete Zeitpunkte.

Geben Sie Ihrer Partnerin / Ihrem Partner Ihr ganzes Leben lang täglich Anerkennung. Liebe, die nicht geäußert wird, ist Liebe, die nicht vermittelt wird. Der Gedanke allein reicht nicht aus.

8. Massage

Der seidene Hausmantel fühlte sich auf ihrer Haut kühl und angenehm an. Sie band ihn locker zu und dachte an Geishas, an Frauen aus vergangenen Jahrhunderten, deren wesentliche Aufgabe im Leben darin bestand, Männern Vergnügen zu bereiten. Aus irgendeinem Grund erregte sie dieser Gedanke.

Er wirkte müde, als er zur Tür hereinkam. Erschöpft. Er schien auf der Hut vor jedem zu sein, der

Anforderungen an ihn stellen könnte. Selbst vor ihr. Und ganz besonders nach Sex.

Lächelnd sagte sie: »Ich habe eine Überraschung für dich.«

Sie führte ihn ins Schlafzimmer. Es war warm, das Licht von Duftkerzen flackerte auf den Wänden, und aus dem Hintergrund klangen leise Chopins Nocturnes. Er blieb stehen, wußte nicht, was ihn erwartete. Sie nahm seine Jacke und sagte sanft: »Du brauchst nichts zu tun, außer dich zu entspannen, Liebling. Ich werde es dir sehr angenehm machen.«

Verblüfft und fasziniert zugleich sah er sie an.

»Du brauchst dich nur hierhin zu legen«, fuhr sie fort. »Ich habe den Zauberbalsam.« Sie hielt die Flasche mit dem Massageöl hoch. »Du entspannst dich, schläfst ein, schaltest ab, läßt dich treiben ... und überläßt mir deinen Körper. Das ist besser als ein Martini.«

Aufseufzend ließ er sich auf der Bettkante nieder. Als sie seine Schuhe auszog, fiel er aufs Bett und streckte die Arme aus. Es war ein gutes Gefühl, berührt zu werden. Einfach nur berührt zu werden.

Sie half ihm beim Ausziehen, bis er keine Faser mehr am Leib trug, und drehte ihn dann auf den Bauch. Er ächzte wohlig, als sie sich rittlings auf sein Gesäß setzte. Die nackten weichen Innenseiten ihrer Schenkel fühlten sich auf seiner Haut wunderbar an. Sie spritzte ein wenig warmes Öl in ihre Handfläche und verrieb es auf ihren Händen, bevor sie sie auf seinen Rücken legte. Als ihre Hände ihn zu streicheln begannen, entschwebte er in euphorische Stimmung.

Eine halbe Stunde lang erforschte sie jeden Winkel seines Körpers mit Massageöl. Sie rieb seinen Hals ein, seine Schulterblätter, seine Achselhöhlen, seinen Rücken und die Hügel seines muskulösen Gesäßes. Sie erkundete den geheimnisvollen Spalt, der zur Basis seines Hodensacks führte, dort, wo sich seine Beine vereinten. Dort verharrte sie eine Weile, strich dann Massageöl über seine langen Beine und spielte mit ihren glitschigen Fingern zwischen seinen Zehen. Dann drehte sie ihn um und begann mit der Vorderseite. Von der Stirn zu seinen Brauen und Ohren zu seinen Lippen ... über seine Brustmuskeln. Sie zog die Linie von seinem Nabel zu seinem Schwanz nach, dann ließ sie ihre Hände seinen Penis streicheln und liebkosen. Sie gab noch etwas Öl auf ihre Hände und streichelte seine Eier. Sein Penis wurde ein bißchen steifer, und sie küßte die Kuppel seines kahlen Köpfchens. Dann setzte sie ihre Abenteuerreise auf der Innenseite seiner Schenkel fort, bis zu den Knien, den Schienbeinen, bis sie erneut bei seinen Zehen ankam. Als sie fertig war, waren ihre Finger in jede denkbare Spalte hinein- und wieder herausgeglitten. Er schlief fest.

Sie zog ihren seidenen Hausmantel aus, streckte sich neben seinem kräftigen Körper aus und legte ein Bein über ihn. Er kuschelte seinen Körper ganz nahe an sie, und gemeinsam sanken sie in den Schlaf.

Das Ziel einer liebevollen Massage ist, zu entspannen und das Potential sinnlicher Erweckung zu erkunden – und nicht, Muskelverhärtungen zu beseitigen.

Bereiten Sie einen Ort vor, an dem Sie nicht gestört werden. Sie sollten sich in warmer, bequemer und sicherer Umgebung befinden.

- Schließen Sie die Jalousien.
- Sorgen Sie für Blumen.
- Zünden Sie eine oder zwei Kerzen an.
- Stellen Sie angenehme Musik an.
- Legen Sie sich auf den Teppich oder das frisch gemachte Bett mit Ihren Lieblingslaken.
- Und vergessen Sie nicht Talkumpuder oder eine Flasche Öl; beides kann das Vergnügen einer liebevollen Massage erhöhen. Das Öl oder das Puder sollte einen leichten, angenehmen Duft haben, der Ihnen beiden Freude macht.

Vergewissern Sie sich, daß alles Erforderliche zur Hand ist – wenn Sie einmal angefangen haben, möchten Sie nicht mehr unterbrochen werden.

ALS »GEBENDE/R«

Verbringen Sie 30 Minuten damit, den Körper Ihrer Partnerin/Ihres Partners auf liebevolle Weise, die auch Ihnen Freude macht, zu erforschen und zu streicheln. Nehmen Sie sich nicht übermäßig Zeit für Brust oder Genitalien, aber lassen Sie sie keinesfalls aus.

ALS »EMPFANGENDE/R«

Entspannen Sie sich, und genießen Sie die Massage. Wenn eine bestimmte Berührung unangenehm ist, lassen Sie Ihre Partnerin/ Ihren Partner auf positive Weise wissen, was geändert werden könnte. Sagen Sie beispielsweise: »Ein bißchen fester, bitte; das kitzelt.« Ist die Berührung neutral oder angenehm, dann entspannen Sie nur und genießen sie.

Nach dreißig Minuten vertauschen Sie die Rollen, oder Sie wechseln bei einer anderen Gelegenheit und nutzen die zusätzliche Zeit dafür, die Massage pikanter auszugestalten.

Die Haut ist das größte Sinnesorgan. Berührung ist für die Gesundheit und das Wohlbefinden aller Säugetiere von Bedeutung. Finden Sie die Gelegenheit, Ihre Partnerin/Ihren Partner jeden Tag mindestens einige Male liebevoll zu berühren.

9. Der Zustand Ihrer Beziehung

Lee goß zwei Gläser Chablis ein, während Kate das Licht dämpfte und das Telefon auf leise schaltete.

»Vergiß den Anrufbeantworter nicht. Schalte das Band leise.«

»Schon geschehen«, sagte Kate und setzte sich neben ihn auf das Sofa.

Er reichte ihr ein Glas. Sie stießen an, nahmen einen Schluck, dann sah Lee sie forschend an und sagte: »Und nun reden wir über den Zustand unserer Beziehung.«

Kate kuschelte sich an ihn, so daß sie die Wärme seines starken Körpers spüren konnte. Sie war unsicher, wie sie aussprechen sollte, was sie seit Tagen mit sich herumtrug.

Er unterbrach ihre Gedanken. »Sage mir, was du nicht sagen willst«, forderte er sie auf.

Kate unterdrückte die aufkommende Panik und stellte das Weinglas auf den Tisch. Sie vermied es, ihn anzusehen.

»Genau das will ich wissen.« Sanft drehte er ihr Gesicht zu sich.

»Nun ja ...«, begann sie zögernd, »ich hatte einfach das Gefühl ... ich meine ... ich weiß, du hast viel zu tun gehabt ... aber ... ich hätte nur gern ...«

»Sprich es einfach aus, Kate. Ich laufe nicht weg. Ich bin erwachsen.«

»Okay ...« Schließlich blickte sie ihn direkt an und sagte, was ihr durch den Kopf ging: »Ich vermisse dich. Selbst wenn du hier bist, bist du nicht hier. Wir lieben uns nicht oft genug. Wenn wir es mitten in der Nacht im Dunkeln tun, wenn wir beide wirklich müde sind, dann habe ich nicht das Gefühl, geliebt oder umsorgt zu werden. Aber ich möchte das Gefühl haben, geliebt und umsorgt zu werden. Von dir.«

Endlich. Sie hatte es ausgesprochen. Sie sah ihm in die Augen. Er schien überrascht. Sie hoffte inständig, keinen Streit ausgelöst zu haben.

Einen Moment dachte er verblüfft nach, dann lächelte er plötzlich. »Okay.« Er streichelte ihr Gesicht, während er eine Lösung überlegte. »Aber du weißt, wie sehr ich zur Zeit eingespannt bin. Kann ich dich zehn Minuten lang lieben und umsorgen und mich dann wieder auf meine Arbeit konzentrieren? Bis ich dieses Geschäft abgeschlossen habe?«

»Zehn Minuten, mehr brauche ich nicht. Ich will nur wissen, daß ich dir noch etwas bedeute. Ich weiß, daß du zu tun hast, aber wenn der Tag verstreicht und ich mich unbeachtet fühle, dann ziehe ich mich zurück und werde wütend.«

»Das ist einfach zu beheben. Ich hab's.« Er küßte sie zart auf den Mund. »Das Geschäft ist bis nächste Woche unter Dach und Fach, danach können wir übers Wochenende verreisen. Aber ich habe einen Wunsch.«

»Ja?«

»Ich will kein Trainingswochenende. Ich will nichts hören über Gesundheit, über Wandern oder Kalorienzählen. Ich will nur essen. Und faulenzen. Und daß du mich einfach machen läßt. Ach ja, ich habe es übrigens sehr gemocht, wie du mich letzten Donnerstag geweckt hast. Ich mußte den ganzen Tag daran denken.«

»Wirklich?« Mit einem Grinsen entspannte Kate sich in seinen Armen.

Setzen Sie sich eine Stunde mit Ihrer Partnerin/Ihrem Partner zusammen, um über den Zustand Ihrer Beziehung zu sprechen. Tauschen Sie offen aus, wie

Sie die Entwicklung Ihrer Beziehung sehen und wo es etwas auszubügeln gibt.

Beenden Sie das Gespräch, indem Sie Ihre Partnerin/Ihren Partner drei Dinge wissen lassen, mit denen er oder sie Ihnen während der letzten Woche eine Freude gemacht hat.

Ganz gleich, ob Sie verheiratet sind oder nicht, Sie können diese Gelegenheit nutzen, um Versprechen oder Absichtserklärungen auszutauschen, die Ihrer Beziehung für den gegenwärtigen Moment zugute kommen. Regelmäßige Gespräche über den Zustand Ihrer Beziehung sind eine gute Sache für alle intimen Beziehungen.

Spezialitäten zu Hause: Leidenschaft in den Alltag bringen

10. Stelldichein zum Sex

Alan biß in den Toast und nahm gerade einen Schluck Kaffee, als die Kinder ins Zimmer gestürmt kamen. Anne scheuchte sie an den Frühstückstisch und griff nach der Milch und einer großen Portion Cornflakes. Mit zwei Kindern unter zehn schien es niemals Ruhe zu geben.

Alan schnappte sich Laptop und Jacke und eilte zur Hintertür. Anne fing ihn eilends ab. »Hey, Liebster … wie würde dir eine heiße Verabredung Sonntag früh gefallen?«

Alans Gesicht klarte auf, als er sich zu ihr umwandte. Plötzlich entschwanden der Lärm der Kinder und das Durcheinander seines Tages in den Hintergrund. Anne kam näher und fuhr verführerisch fort: »Weißt du, Mom sagte, sie würde die Kinder Sonntag früh mit zum Fußball nehmen …«

Der Gedanke ließ Alan lächeln. »Dann hätten wir zwei Stunden für uns allein«, sagte er.

»Oder auch vier, wenn ich ihr Geld für Pizza gebe«, meinte sie. »Ich kann deine Füße massieren, bis du in schierer Glückseligkeit badest.« Der Vorschlag ließ seine Augen aufleuchten. »Und ich kann uns Frühstück im Bett machen«, fügte sie hinzu.

»Ich mache *dir* Frühstück im Bett«, sagte er und küßte sie auf den Mund. »Die Verabredung gilt. Brief und Siegel darauf!«

Über die Schulter schaute Alan zu den beiden Energiebündeln, die Milch und Müsli über den Tisch verschütteten. Lächelnd sah er seine Frau an, beugte sich vor und küßte sie sanft.

Sein Schritt war leichtfüßiger, und in seinen Augen war ein Zwinkern, als er auf den alten Volvo-Kombi zuging. Wieso machte ihn etwas so Schlichtes so glücklich? Ein Rendezvous mit seiner Frau ... der Gedanke ließ ihn wieder lächeln. Es erregte ihn immer noch.

Für die meisten Menschen füllen Verabredungen mit Freunden und Kollegen oder Familienverpflichtungen die Terminkalender, und die intimen Beziehungen werden auf den letzten Platz verbannt.

Um Ihr Sexualleben zu verjüngen, planen Sie intime Verabredungen an erster Stelle. Setzen Sie gemeinsam Tag und Uhrzeit fest, um in der kommenden Woche einige romantische Stunden zu verbringen, und tragen Sie es in Ihren Terminkalender ein. Und halten Sie sich an den Termin!

Planen Sie im voraus, so daß Sie sich auf die gemeinsamen Stunden freuen können. Überlegen Sie, wie Sie das Rendezvous aufwerten können. Tragen Sie sexy Kleidung, öffnen Sie eine Flasche Champagner. Und dann kosten Sie einander gründlich aus.

Verabredungen mit Ihrem Partner sollten Ihnen wichtiger als Geschäftstermine sein – sonst gedeiht Ihr Geschäft, während Ihre Beziehung verkümmert.

11. Picknick im Bett

Nur zu oft widmen wir uns der körperlichen Liebe erst spätabends, wenn wir ausgelaugt sind. Nach der Arbeit des Tages und den abendlichen Haushaltspflichten bleibt vielleicht nur wenig Zeit, sich auf einer emotionalen Ebene zu verbinden, und der darauf folgende Sex ist möglicherweise sehr flüchtig oder sogar unangenehm.

Um diese Situation zu beheben, suchen Sie einen Abend aus, an dem Sie Pizza, Hamburger, chinesisches Essen, Sandwiches oder andere Speisen mit nach Hause nehmen können.

Wenn Sie von der Arbeit nach Hause kommen, springen Sie ins Bett – mit oder ohne Kleider. Wenn Sie kleine Kinder haben, gehen Sie ins Bett, nachdem die Kinder eingeschlafen sind. Unterhalten Sie sich, während Sie zwischen den Laken picknicken.

- Achten Sie darauf, daß das Gespräch eine positive Note beibehält.
- Vermeiden Sie Kritik und Konflikte.
- Äußern Sie Ihre liebevollen Empfindungen füreinander.

- Tauschen Sie Ihre Hoffnungen und langfristigen Ziele aus.
- Halten Sie körperlichen Kontakt, indem Sie einander an Armen, Beinen und Füßen berühren.

Dämpfen Sie das Licht, und genießen Sie Ihren Partner zum Dessert.

Ich kenne ein Paar, das an jedem Dienstag seinen »Chop-Suey-Abend« arrangiert.

12. Die Kunst des Flirts

Die Pool-Party war in vollem Gange. Kinder rannten mit ausgelassenem Kreischen umher. Rob sah zu, wie Ed sich um den Grill kümmerte, während sich Susan auf der anderen Seite der Terrasse auf der Liege ausstreckte, um sich zu sonnen. Bei seinem Gespräch mit Ed hatte Rob Susan nicht aus den Augen gelassen. Er mochte es, wie sie ihn aus den Augenwinkeln beobachtete, während sie Sonnenlotion auf ihrem Körper verteilte. Eine bewußte Koketterie. Sie sah hinreißend aus, wenn sie sich zum Sonnenbaden zurücklehnte.

Plötzlich war sie fort. Im Nu war Ed vergessen, und Rob warf suchende Blicke umher. Ed stutzte und folgte seinem Blick.

»Tut mir leid, Ed. Ich ...« Im selben Augenblick spürte Rob, wie eine Hand in seine Gesäßtasche glitt. Er dreht sich um. Susan trug einen Strohhut und ein durchsichtiges Hemd über ihrem Bikini.

»Laßt euch nicht stören. Ich wollte nur mal sehen, wie weit das Fleisch ist«, sagte sie mit rauher Stimme und blickte hypnotisch in Robs Augen. »Fahrt ruhig mit eurer Unterhaltung fort.«

»Das möchte ich sehen.« Ed lachte. »Ein Mann, der im Gespräch fortfahren kann, wenn er neben einer attraktiven, halb nackten Frau steht, die ihm eine Hand in die Tasche steckt. Aber klar.«

Das Gefühl von eigener sexueller Attraktivität ist für aufregenden Sex von wesentlicher Bedeutung. Flirten prägt dieses Gefühl ein – schließlich sind Sie beim ersten Mal aller Wahrscheinlichkeit nach auf diese Weise stark zu Ihrem Partner hingezogen worden. Flirten ist eine Art zu sagen: »Ich fühle mich sexuell lebendig – vor allem bei dir.«

Einige Flirttechniken vom Subtilen bis zum weniger Subtilen:

- Sagen Sie Ihrer Partnerin/Ihrem Partner, wie gut er oder sie in Ihren Augen aussieht.
- Streicheln Sie den Rücken Ihrer Partnerin/Ihres Partners sinnlich und verstohlen.
- Geben Sie Ihrem Partner/Ihrer Partnerin einen Abschiedskuß, den er oder sie nicht vergessen wird.
- Fragen Sie Ihren Partner/Ihre Partnerin mit einer sexy Stimme, ob er oder sie nach dem Abendessen noch zu tun hat.

Finden Sie zwei Möglichkeiten, heute mit Ihrer Partnerin / Ihrem Partner zu flirten.

Machen Sie kleine Flirts zum Bestandteil Ihres Alltags, um Ihre Beziehung zu beleben.

Wahrheit oder Konsequenzen: Lernen Sie etwas Neues über Ihre Partnerin/Ihren Partner

13. Zutaten für großartigen Sex

Er fuhr. Sie bediente das Radio, während sie auf der Schnellstraße dahinfuhren. Das Interview, das sie gerade gehört hatten, hatte beide in seinen Bann gezogen. Als die Sendung von der Werbung unterbrochen wurde, schaltete Eliza das Radio aus und stellte Nick die gleiche Frage, die soeben die Psychologin gestellt hatte.

»Nun, Nick ... Sie wissen ja, keine Nachnamen ... Können Sie uns sagen ... was Sie sexuell am liebsten haben?« Mit angehaltenem Atem wartete sie auf seine Antwort.

Nick schien sich beinahe zu verschlucken und räusperte sich. »Machst du Witze?«

»Aber nein, Nick. Sie sind live auf UKW 102,3. Niemand kennt Ihren Nachnamen. Sie können ganz offen sprechen. Also, sagen Sie uns: Was mögen Sie lieber als alles andere?«

Nick schien sich nur schwer entscheiden zu können. »Nun ja ... Ich ... hmm ...«

Sie kam ihm zu Hilfe. »Fellatio? Cunnilingus? Es im Aufzug zu treiben? Von hinten, in der Küche?«

Lachend schüttelte Nick den Kopf und antwortete dann: »Nun, ich muß dir sagen ... am liebsten küsse ich. Einfach küssen.« Eliza war perplex. Konnte es wirklich so simpel sein?

Er sprach weiter. »Ja ... ich weiß nicht ... Irgend etwas hat es ... es ist wirklich erotisch. Ich meine ... es ist ganz sanft ... als spähe man in das Herz des anderen ... Ich meine ... es ist sehr persönlich ... man bringt es nicht zustande, wenn man den anderen nicht wirklich mag. Als ob man ein wunderbares Geschenk auspackt ... Es ist ... ich weiß nicht ... Das ganze Gefummel ist eben nur ... nur Gefummel. Ich liebe es, zu küssen.«

Vielleicht reichte ein Windhauch, um Eliza umzuwerfen, aber eine gute Gelegenheit verpaßte sie nie. »Tja, Nick, wie ich sehe, ist da vorne ein Aussichtspunkt samt Parkplatz. Warum halten Sie dort nicht und beschreiben unseren Zuhörern alles, was Ihnen am Küssen gefällt? In allen Einzelheiten. Geben Sie uns eine kleine Lektion. Nehmen Sie sich alle Zeit, die Sie brauchen. Wir haben den ganzen Tag ...«

Nick lenkte den Mustang auf den Parkplatz, damit er und Eliza zum praktischen Teil der Lektion kommen konnten.

Jede/r einzelne von uns ist sexuell einzigartig. Legen Sie eine Liste mit zehn Punkten an, um mehr über die besonderen sexuellen Vorlieben Ihrer Partnerin/Ihres Partners zu erfahren und sie oder ihn zu befähigen, mehr über Ihre Vorlieben zu lernen. Dann tauschen Sie Ihre Listen aus. Zum Beispiel:

- Mindestens eine Stunde freie Zeit haben.
- Ausgeruht sein.
- Kräftige Stimulation des Penis/Sanftes Streicheln des Kitzlers.
- An den Zehen gesaugt zu werden.
- An den Haaren ziehen.
- Rockmusik.
- Sex im Wohnzimmer auf dem Teppich vor dem Kamin.

Integrieren Sie zwei Punkte aus der Liste Ihres Partners, wenn Sie das nächste Mal miteinander schlafen.

Vergessen Sie nicht, in Ihre Liste ein oder zwei Dingen aufzunehmen, die Ihnen ein wenig verrucht oder außerhalb der Norm erscheinen. Wahrscheinlich werden sie zu den wichtigsten Punkten gehören.

14. Nachspiel

Wieder einmal verlor er sich in ihr und wollte sogar noch tiefer hinein. Sein Körper übernahm die Kontrolle und pumpte immer fester. Er wollte in ihren Poren zerschmelzen und jede Zelle ihres Körpers sättigen. Sie drückte ihren Kitzler gegen seinen Penis, so daß jeder Stoß sie näher zum Orgasmus brachte. Er liebte es, wenn sie das tat ... und er liebte es, wenn sie gemeinsam kamen.

Er stieß einen Schrei aus, als die Energie direkt aus der Tiefe seiner Eier kam und ihn ganz erfaßte. Sein Rücken krümmte sich, und er spürte, wie der Energiestoß sich durch seinen Penis ergoß und in ihrem Körper explodierte. Sie keuchte, und ihr entfuhr ein tiefes Stöhnen. Ein warmer Schwall schien aus ihr zu dringen und ihn zu umhüllen. Er stieß ein letztes Mal in sie hinein, fiel nach vorn und umklammerte sie, während sie sich gemeinsam durch Raum und Zeit drehten. Sie rasten durch Äonen und Galaxien ... irgendwo am Rand der Ewigkeit, wo die Zeit stillsteht. Das waren die Augenblicke, in denen nichts anderes von Bedeutung war. In diesen Augenblicken ergab alles einen Sinn ... wenn er in ihr war.

Sie schwebten eine lange Zeit dort draußen, so als wären sie durch ein Loch im Raum gefallen. Als sie schließlich zurückkamen, war sein Penis schlaff, doch sein Herz vibrierte vor Liebe zu ihr. Er küßte sie sanft aufs Gesicht und legte sich neben sie. Ihr Haar ergoß sich wie das Haar einer Wilden auf dem Kissen. Er bedeutete ihr, liegen zu bleiben, und ging ins Bad, wo er einen sauberen Waschlappen mit warmem Wasser tränkte. Dann nahm er ein weiches Handtuch, setzte sich neben sie und wischte behutsam den Liebessaft zwischen ihren Beinen weg. Der warme Stoff liebkoste die rosigen Falten ihrer Muschi. Er liebte es, ihr Lust zu verschaffen. Ihr Körper streckte sich wohlig aus, und sie seufzte. Wie konnte die Berührung dieser Liebesstätte mit seinem Schwanz derart viel Lust bereiten? Ganz egal, wie es geschah – wichtig war, daß es geschah. Er legte das weiche Handtuch zwischen ihre Beine und trocknete sanft den Schatz, der sich dort befand. Dann legte er sich neben sie und sagte ihr, wie sehr er sie liebe.

Ein sexuelles Erlebnis beendet man am besten damit, daß man die intimen Empfindungen verlängert. Überlegen Sie, wie Sie diese liebevollen Momente ausdehnen können.

- Schenken oder empfangen Sie ein sanftes Rückenreiben oder eine zärtliche Massage.
- Kuscheln Sie in Löffelposition; seine Hand liegt auf Ihrer Brust oder Ihre Hand auf seinem Schwanz.
- Wiederholen Sie verbal, wie großartig der Sex war.
- Sprechen Sie darüber, wie sehr Sie einander lieben.

Besprechen Sie fünf Nachspiel-Aktivitäten, die Sie gerne genießen würden. Probieren Sie eine von ihnen aus, nachdem Sie das nächste Mal miteinander geschlafen haben, und versuchen Sie dann jedesmal eine andere.

Wenn die Liebe inniger wird, wird das Nachspiel zum Vorspiel für das nächste sexuelle Erleben.

15. Die zwei Seiten der Medaille

Oft ist eine Verhaltensweise, die wir bei unserer Partnerin / unserem Partner am wenigsten schätzen, in Wirklichkeit nur die andere Seite eines Aspekts, den wir besonders an ihr oder ihm schätzen. Zum Beispiel:

- Sie lieben vielleicht seine unbekümmerte Art, ärgern sich aber über seine Verantwortungslosigkeit.
- Sie lieben vielleicht ihre Wärme und Großzügigkeit, beklagen aber, daß sie anderen so viel gibt, daß nach Ihrem Empfinden zuwenig für Sie bleibt.
- Sie respektieren seine Fähigkeit, Verantwortung zu übernehmen, nehmen ihm jedoch seine herrische Art übel.
- Sie schätzen ihr verläßliches Interesse und ihre persönliche Unterstützung, aber ihre vielen Fragen bringen Sie zur Verzweiflung.

Benennen Sie Ihrer Partnerin / Ihrem Partner fünf Aspekte ihrer oder seiner Persönlichkeit, die Sie am meisten schätzen. Dann suchen Sie einen aus, den Sie am wenigsten mögen, und erklären Sie, was Sie daran stört.

Erkunden Sie gemeinsam, auf welche Weise diese Eigenschaft möglicherweise die andere Seite der Persönlichkeitszüge darstellt, die Sie schätzen. Und wenn Ihre Partnerin / Ihr Partner das nächste Mal et-

was tut, das Sie ärgert, versuchen Sie an die positive Seite dieser negativen Eigenschaft zu denken.

Im Leben existiert nichts Positives ohne das dazugehörige Negative.

16. Erotische Spielarten

KLEINANZEIGEN: *Sie sucht Ihn*

GESUCHT: Ein Mann, der brillant, leidenschaftlich, intensiv und liebevoll ist. Der groß und kreativ ist, ein weites Herz hat und gerne küßt. Ein Mann, der gerne experimentiert und forscht und Liebe an neuen Orten mag. Ein wilder Mann, der mein Feuerwerk entzündet und mich liebt und ehrt ... Er ist der Mann meiner Träume.

Als formulierten Sie eine erotische Kleinanzeige – geben Sie so eine kurze Beschreibung der positivsten Aspekte Ihrer Partnerin / Ihres Partners als sexuellem Wesen. Zum Beispiel:

- Die Art, wie sie geschickt ihre Zunge einsetzt.
- Seine sanften, zurückhaltenden Küsse.
- Ihre Art zu gehen.
- Sein Duft.

Dann lesen Sie Ihre Beschreibungen wie einen Liebesbrief einander vor. Manchmal werden sexuelle Attribute übersehen, wenn Wertschätzungen ausgedrückt werden. Sie direkt zu benennen eröffnet ein neues Feld intimer Kommunikation – und Kommunikation ist die Grundlage von Intimität.

Sexuelle Attribute können ebenso wichtig wie Intellekt und Persönlichkeit sein.

Sex ohne Geschlechtsverkehr: Vorspeisen als Hauptgang

17. Knutschen und Fummeln

Es war die Party zu Lainies fünfundvierzigstem Geburtstag. Sie lud alle alten Highschool-Freunde ein, die noch in erreichbarer Nähe wohnten, mietete eine Jukebox mit all den alten Schlagern, grub einen alten Kaschmirpulli aus und stöberte tatsächlich in einem Secondhandladen einen Glockenrock auf. Dank einer fettarmen Diät sah sie beinahe wie ein Teenager aus (wenn sie weit genug vom Spiegel entfernt stand und ihre Brille nicht trug). Peter hatte noch seinen Uni-Pullover – bis auf ein paar Löcher, an denen die Motten sich gütlich getan hatten.

Sam Cookes »You send me« klang durch den Raum, als Vernette und Roy hereinkamen, beide in ihrem alten Teenager-Outfit. Sie kreischten vor Vergnügen und hüpften auf und ab, als sie sich wiedersahen.

Muffy und Steve trafen schon bald eine Verabredung mit Sam und Dodie. Deborah Zalk kam mit ihrem neuen Ehemann; sie war immer die attraktivste Frau weit und breit. Und Suzie Bonnett hatte schon längst nicht mehr die schmalste Taille, doch wen kümmerte das? Sie waren alle wieder zu Teenagern geworden.

Als Little Richards »Good Golly, Miss Molly« ertönte, griff Lainie nach Peters Hand und zog ihn ins Gäste-WC. Sie verriegelte die Tür und küßte ihn wild, so wie damals, als sie siebzehn gewesen waren. »Pssst ... leise ... Meine Mutter ... Sie steht direkt vor der Tür ...«

Peter schaltete die helle Deckenbeleuchtung aus, so daß nur noch der weiche Schimmer des Art-deco-Wandleuchters blieb, und wie ein Teenager ließ er seine Hände unter Lainies Pulli wandern. »Laß uns fummeln ... nur ein bißchen«, sagte er und fingerte an ihrem BH herum.

Sie drehte sich um, so daß er den BH öffnen konnte, und beugte sich nach vorn über das Waschbecken. Im Spiegel sah sie zu, wie seine Hände ihren Rock hoben und er sie über ihrem weißen Baumwollschlüpfer betastete. Er betrachtete ihr im Spiegel reflektiertes Gesicht, während er ihre Hüften hielt und sich an ihren Pobacken rieb. »Laß mich ihn reinstecken. Bitte. Ich komme auch nicht«, keuchte er in Erinnerung an all die Dinge, die er früher gesagt hatte.

Der Lärm vor der Tür nahm zu, als immer mehr Gäste eintrafen, und aus den Lautsprechern schallte die Stimme von Johnny Otis.

Plötzlich klopfte jemand an die Tür. »Wer ist da drin?« fragte Lee.

»Keiner!« sang Peter mit hoher, »unschuldiger« Stimme. Er und Lainie brachen in Gekicher aus.

»Mein Gott«, grummelte Lee draußen im Weggehen. »Sie befummeln sich da drinnen. Wo sind denn hier überhaupt die Erwachsenen?«

Für die meisten von uns war die Zeit des Heranwachsens eine Zeit intensiven sexuellen Bewußtseins. Diese Intensität wurde einerseits durch den Neuigkeitswert gesteigert, andererseits durch die Tatsache, daß es verboten war. All dies elektrisierte den Sex.

Begeben Sie sich auf einen Ausflug in diese Zeit, um die Gefühle von damals neu zu entfachen.

Fahren Sie nach Einbruch der Dunkelheit zu einer abgelegenen Stelle, vorzugsweise mit einem schönen Ausblick und erfüllt mit erotischen Erinnerungen. Schmusen Sie, reden Sie, und nehmen Sie die Szenerie in Augenschein. Und dann versetzen Sie sich in Ihre Jugend zurück und tun so, als würden Sie zum ersten Mal die Möglichkeiten des Küssens und des Pettings erforschen. Probieren Sie es mit langen, leidenschaftlichen Küssen. Berühren Sie Ihre Partnerin/Ihren Partner zuerst über, dann unter der Kleidung. Aber ziehen Sie nichts vollständig aus. Verbringen Sie ganz einfach eine Stunde damit, die frühen prickelnden Gefühle neu zu erleben.

Die Wiederentdeckung der Vergangenheit kann eine Beziehung neu beleben, auch wenn sie schon Jahrzehnte währt.

18. Seine und ihre Nacht

Ihm war nie der Gedanke gekommen, daß er sich einfach zurücklegen und Sex genießen könnte. Er mußte gar nicht der Initiator sein. Der Macher. Der Mann, der alles in Gang setzt.

Er hatte gerade eine halbe Stunde damit verbracht, sie sanft überall an ihrem Körper zu streicheln. Sie hatte seine große Hand in ihre kleine genommen und ihm gezeigt, wie sie es mochte, wenn seine Fingerspitzen um ihre Brustwarzen kreisten und die unsichtbaren elektrischen Linien über ihre Hüften und an den Innenseiten ihrer Schenkel nachzogen. Das hatte er bei ihr noch gar nicht gekannt. Ihm gefiel es, ihr Gesicht zu betrachten, während sie von angenehmer Lust erfüllt wurde. Es fesselte und bewegte ihn, zu sehen, wie die Gänsehaut ihre Brüste hinaufkroch und ihre Warzen straff hervorstehen ließ. Und das nur durch eine sanfte Berührung. Und nun war er an der Reihe.

Er führte ihre Finger zu seinen Brustwarzen und fing an, sie zu reiben und dann fest zu kneifen. Der Gedanke wäre ihr nie gekommen. Als er ihre Hand losließ, schien sie das Tempo zu verlangsamen und zärtlicher zu werden. Das war schön, aber er wollte es fester. Erneut zeigte er es ihr.

»So mag ich es«, flüsterte er, nahm seine eigenen Brustwarzen zwischen Daumen und Zeigefinger und begann, sie heftig zu kneten und zu kneifen. Unwillkürlich begannen seine Hüften zu kreisen, und sein Penis reckte sich auf Halbmast.

Im selben Moment übernahm sie die Initiative, drückte und kniff, saugte und knabberte seine Brustwarzen. Er fand es wundervoll.

Dann wagte er es, ihr zu zeigen, wie er seinen Schwanz gern berührte. Er legte ihre Hand auf ihn. Sie begann, ihn sanft zu massieren.

»Ich mag festes Wichsen. Jungs sind nicht so zimperlich«, flüsterte er, nahm seinen Penis selbst in die Hand und zeigte es ihr. Sein Schwanz war jetzt mehr als nur halbsteif ... Deshalb legte er die Hand um ihn und wichste ihn heftig. Im Nu war er erigiert.

»Laß *mich* das machen«, sagte sie erfreut.

Sie nahm sein wundervolles Spielzeug in ihre kleine Hand und wichste es kräftig auf und ab. Er sank aufs Kissen zurück – nur Genuß, sonst nichts. Sie hatten sich versprochen, jetzt keinen Geschlechtsverkehr zu haben ... sich nur gegenseitig zu vergnügen. Er schloß die Augen und schwelgte in den heißen, sexy Empfindungen, während ihre Hände massierten und kneteten und alle möglichen neuen Dinge erfanden, die sie mit seinem Schwanz anstellen konnten. Er freute sich, ein Mann zu sein.

Nehmen Sie sich dreißig oder sechzig Minuten, um sich gegenseitig sexuell zu genießen. Verboten ist einzig und allein Geschlechtsverkehr.

Legen Sie fest, wer die/der Gebende und wer die/der Empfangende sein soll.

Aufgabe der/des Empfangenden ist es, zu empfangen und sexuelle Lust zu genießen.

- Geben Sie verbale Anweisungen.
- Führen Sie die Hand Ihrer Partnerin/Ihres Partners mit der Ihren, um streichelnde, massierende oder pressende Bewegungen und den von Ihnen bevorzugten Rhythmus zu demonstrieren.
- Demonstrieren Sie, wie Sie Ihren Penis oder Kitzler berührt haben möchten.
- Riskieren Sie es, um Dinge zu bitten, die Sie noch nie oder nur selten ausprobiert haben.
- Experimentieren Sie. Wenn sich ein Experiment als enttäuschend herausstellt, probieren Sie etwas anderes.

Die Rolle der/des Gebenden besteht darin, auf die Wünsche der Partnerin/des Partners zu reagieren.

Bereiten Sie Ihrer Partnerin/Ihrem Partner eine halbe Stunde lang Lust, aber so, wie sie oder er es bestimmt. Nach dreißig Minuten vertauschen Sie die Rollen. Oder Sie wechseln sie bei der nächsten Gelegenheit.

Die einzige Regel ist, daß Sie nein zu jeder Aktivität oder Stimulation sagen, die Ihnen zuwider oder unangenehm ist. Versuchen Sie ansonsten, Ihren Horizont zu erweitern, indem Sie der Führung Ihrer Partnerin/Ihres Partners folgen.

19. Vorspiel

Das Geheimnis für großartigen Sex kann in einem Wort zusammengefaßt werden: Vorspiel.

Verlängern Sie die Zeit, die Sie gewöhnlich mit dem Vorspiel verbringen. Nehmen Sie sich eine ganze Stunde, um den Körper des Partners zu erkunden. Vielleicht wählen Sie einen frühen Abend, einen Vormittag oder einen Nachmittag, wenn Sie reichlich Zeit haben.

Machen Sie aus den Vorspeisen einen Hauptgang.

- Küssen
- Massage
- Oralsex

Da es darum geht, das Vorspiel zu verlängern, ist Geschlechtsverkehr die *einzige* verbotene Handlung.

Berühren und schmecken Sie jeden Teil des Körpers Ihrer Partnerin/Ihres Partners, und erleben Sie ihn in seiner Gänze. Tauschen Sie Phantasien aus, die Ihnen gefallen. Ziel ist es, die Erregung zu steigern, also entspannen Sie, und genießen Sie die Zeit gemeinsam. Kosten Sie die Lust aus, die ein ausgedehntes Vorspiel vermittelt.

Vorspiel hat mit »Spiel« zu tun. Der Weg ist hier das Ziel. Die Reise ist wichtiger als der Bestimmungsort.

20. Das letzte Tabu

Sie hatte noch nie gesehen, wie ein Mann mit sich selbst spielt. Aber nun lag sie hier auf dem großen Bett, die Kissen im Rücken, und sah zu, wie er sich streichelte. Sie spreizte ihre Beine und ließ ihre Finger langsam zu der feuchten Stelle in der Mitte wandern.

Langsam streichelte er seine Eier. Und dann nahm er den Schaft seines Penis in die Hand und klopfte den schlaffen Schwanz sacht gegen den linken Schenkel; sein Schwanz begann zu wachsen. Sanft schloß er die Finger um ihn und massierte ihn. Wie hypnotisiert schaute sie zu, sich kaum bewußt, daß ihre eigenen Finger ihre Klitoris erforschten, die vor Verlangen angeschwollen und feucht war. Sie ließ ihre Finger in sich hineingleiten und zog sie wieder hinaus; Liebessaft tropfte von ihnen. Die Finger strichen hin und her über die Knospe, die zwischen den weichen Falten ihrer inneren Lippen erblühte.

Während er ihr zusah, wurde sein Schwanz plötzlich steif. Er wimmerte, als ein Tropfen milchigweißer Flüssigkeit aus der Kuppe trat.

Sie blickte ihm ins Gesicht. Plötzlich wurde ihr bewußt, daß sie sich vollständig auf seinen Penis konzentriert hatte und darauf, wie er auf seine Berührung reagierte. Seine Augen beobachteten, wie ihre Finger zwischen ihren Beinen spielten. Die Intensität seines Blicks ließ sie keuchen. Dann ließ sie ihre Finger tief in sich hineingleiten und begann, sich selbst mit aller Intensität zu lieben. Sie fühlte sich vor diesem Mann, den sie so gut zu kennen geglaubt hatte, wie eine aufblühende Blume.

Masturbation ist eines der letzten Tabus. Wenn Sie diesen zutiefst persönlichen Aspekt Ihrer Sexualität miteinander teilen, lernen Sie nicht nur etwas über die sexuellen Vorlieben Ihrer Partnerin / Ihres Partners; diese Erfahrung kann darüber hinaus auch Ihre sexuelle Beziehung vertiefen. Steigern Sie den Grad Ihrer Intimität, und mehren Sie das Wissen Ihrer Partnerin / Ihres Partners über Ihre Sexualität, indem Sie gemeinsam masturbieren.

Zuerst versetzen Sie sich in erotische Stimmung. Ein paar mögliche Hilfen:

- Schildern Sie ein eigenes sexuelles Erlebnis.
- Ersinnen Sie eine erotische Phantasie.
- Lesen Sie laut aus einem erotischen Buch.
- Betrachten Sie sinnliche Fotos.
- Schauen Sie ein erotisches Video an.
- Zünden Sie Kerzen oder Weihrauch an.
- Küssen und berühren Sie Ihre Partnerin/Ihren Partner wie sonst auch.

Sobald Sie in erregter Stimmung sind, fangen Sie an, sich selbst zu berühren. Streicheln Sie die verschiedenen Partien Ihres Körpers, wie Sie es am liebsten mögen. Verwenden Sie Öl oder ein anderes Gleitmittel, um Ihre Lust zu steigern. Beobachten Sie Ihren Part-

ner, während Sie sich selbst stimulieren, bis Sie beide einen Orgasmus erreichen.

Achten Sie darauf, daß die Erregung Ihrer Partnerin / Ihres Partners Ihre eigenen Lust steigert.

Sichere Risiken: Verlassen Sie ausgetretene Pfade, probieren Sie Neues

21. Sexuelle Innovation

Das war Alisons Gelegenheit, ihre Liebesnacht zu planen. Sie kam früh nach Hause und bereitete eine einfache Mahlzeit vor, die nach müheloser Eleganz aussah: Shrimps, Salat und Baguette. Eine halbe Stunde bevor Steve nach Hause kam, schmückte sie den Tisch mit Blumen und Kerzen. Aus der Stereoanlage erklang Frank Sinatras einschmeichelnde Stimme. Als sie hörte, wie Steves Wagen in die Einfahrt bog, eilte sie zur Haustür und öffnete in dem Moment, als er seinen Schlüssel ins Schloß steckte.

Alison lehnte sich an den Türpfosten. Steves Reaktion ließ sie lächeln; sie trug ein neues Kleid aus Seidenjersey, das sich an allen richtigen Stellen anschmiegte. Bevor er den Mund öffnen konnte, sagte sie mit rauchiger Stimme: »Ich bin Genevieve. Alison ist heute leider verhindert, deshalb hat sie mich geschickt, Ihnen Freude zu bereiten.«

Anfangs schien Steve ein wenig verlegen, aber die Szene fand offenkundig sein Interesse. Alison/Genevieve bat ihn ins Haus, nahm ihm die Jacke ab und half ihm, die Krawatte abzulegen. Sie bot ihm Wein in einem Kristallglas an, und nachdem sie beide einen Schluck genommen hatten, forderte sie ihn zum Tanz auf. Sie tanzten im Wohnzimmer, neben dem offenen Innenhof, wo der dekorierte Tisch sie erwartete.

Als das Lied zu Ende war, führte sie ihn zum Tisch. Auf seinem Teller lag ein kleines Buch, zusammengehalten von einem Silberband. Auf dem Büchlein lag eine Rose. Neugierig nahm er das Buch in die Hand. »Öffne es«, sagte sie und ging in die Küche. Als sie mit den Salaten zurückkam, war er in die Lektüre vertieft. Sie stellte die Schüsseln ab, setzte sich ihm gegenüber und sagte: »Lies laut.«

Er erbleichte. Fast schienen ihm die Worte in der Kehle steckenzubleiben. Sie legte das Kinn auf ihre Hand und senkte den Blick. »Bitte, lies es mir vor ...«

Und er las: »Seine Hand griff zwischen ihre Schenkel, wo seine Finger ihre weiche Haut ertasten konnten. Als sie nach oben wanderten und die feuchte Stelle zwischen ihren Beinen fanden, begegneten sich ihre Blicke. Sanft drückte und streichelte er die pulsierende Knospe, die in den Falten ihrer intimsten Körperstelle verborgen lag.«

Steve sah Alison mit dem verschleierten Blick an, den sie an ihm so mochte. Sie erwiderte seinen Blick und lächelte. »Lies weiter.«

»Und als er seine Finger hin und her bewegte, schloß sie ihre Augen. Ihre Lippen öffneten sich. Sie stöhnte vor Lust. Dann legte sie ihre Hand auf seine und hielt seine Finger in ihrem Körper fest. Als sie sicher war, daß er sie nicht mehr zurückziehen würde, bewegte sie ihre Hand unter seine, so daß sie die kleine, sich vorwölbende Knospe ...«

Steves Stimme schien zu versagen, er konnte nicht mehr weiterlesen. Alison nahm ihm das Buch aus der Hand und las mit Genevieves leiser, melodiöser Stimme: »... die kleine, sich vorwölbende Knospe mit ihren Fingern drücken konnte, während er immer weiter auf und ab streichelte. Sie legte den Kopf zurück, und sie gab sich ganz ihrer Lust hin. Er blickte auf seine große Hand, deren Finger in ihr steckten, und auf ihre kleine Hand, mit der sie sich geschickt an den Rand des Orgasmus brachte. Die Schönheit dieser Szene machte ihn benommen. Es war, als stünde die Zeit still. ›Liebling ... ich komme‹, schrie sie. ›Ich komme jetzt. Sieh nur, was du mit mir machst ...‹ Er spürte, wie die elektrische Energie durch seine Hand strömte, als sie kam ...«

Alison und Steve blickten sich lange an, bevor sie das Buch zuklappte und es zwischen Salzstreuer und Pfeffermühle auf den Tisch legte. »Wir lesen später weiter. Genieße dein Essen, bitte ...«

Riskieren Sie etwas. Probieren Sie etwas Neues aus, wenn Sie miteinander schlafen.

- Küssen Sie Ihre Partnerin/Ihren Partner, wo Sie sie/ihn noch nie geküßt haben – auf die Fingerspitzen oder die Innenseite der Schenkel.
- Versuchen Sie es mit Hilfsmitteln – von Satinlaken bis zu Sexspielzeugen. Kaufen Sie in einem Erotikshop ein oder beim einschlägigen Versandhandel.

- Lesen Sie sich gegenseitig aus einem Buch mit erotischen Texten vor.
- Spielen Sie mit Ihrer Zunge am und im Ohr Ihrer Partnerin/Ihres Partners.
- »Fesseln« Sie die Arme Ihrer Partnerin/Ihres Partners, indem Sie sie fest gegen die Matratze pressen.

Liebe und Intimität können schal werden, wenn man sie als selbstverständlich betrachtet. Innovation frischt beide wieder auf. Selbst die beste Gourmetmahlzeit kann langweilig werden, wenn sie jeden Abend serviert wird.

Sich zu lieben ist wie ein Sonnenuntergang: Die Sonne geht jeden Tag unter, aber jeder Sonnenuntergang ist anders.

22. Sexueller Ausbruch

Brechen Sie aus der Routine aus, indem Sie die Gelegenheit ergreifen, Sex auf eine neue und andere Art zu initiieren.

- Wecken Sie Ihre Partnerin/Ihren Partner mitten in der Nacht mit einer sexuellen Liebkosung.
- Planen Sie insgeheim, daß Ihre Kinder bei den Großeltern oder einem guten Freund übernachten. Dann verführen Sie Ihre Partnerin/Ihren Partner.

- Hinterlassen Sie eine sexuelle Einladung auf dem privaten Anrufbeantworter Ihrer Partnerin/Ihres Partners – oder senden Sie die Einladung per E-Mail an den Arbeitsplatz.
- Schaffen Sie ein perfektes sexuelles Ambiente. Verbinden Sie dann Ihrer Partnerin/Ihrem Partner die Augen und führen ihn oder sie hinein.
- Empfangen Sie Ihre Partnerin/Ihren Partner nackt an der Tür.

Ein wenig Originalität trägt viel dazu bei, wunderbaren Sex zu gestalten.

Angst vor Zurückweisung ist allgemein verbreitet. Vielleicht fühlen Sie sich deshalb besonders verwundbar, wenn Sie Sex initiativ gestalten. Das Gefühl von Verwundbarkeit kann andererseits zu größerer Intimität führen, wenn ein/e Partner/in mit liebevollem Einverständnis reagiert.

23. Schamlose Brunft

Carrie war mitten im Satz, als Taylor sie bei der Hand nahm und zu sich drehte. Sie hatte den ganzen Tag im Garten gearbeitet und redete gerade über den Schuppen, über Pflanzerde und Vitamine für Pflanzen, als er sie um die Taille packte, hochhob und auf den Terrassentisch setzte. Ihr Rock, vorne geknöpft, öffnete sich knapp über ihren Knien.

Seine rechte Hand fand ohne Umwege die süße Stelle zwischen ihren Beinen. Überrascht spannte Carrie sich an, löste sich aber rasch wieder, als seine wissenden Finger in den weichen Hautfalten spielten.

Er schob sie auf dem Tisch nach hinten und knöpfte mit der freien Hand den Rest ihres Rocks auf. Sie spürte eine Woge der Lust, als seine Lippen ihren Bauch küßten und den Weg zu dem Haarbüschel zwischen ihren Beinen fanden. Seine Zunge suchte zwischen den Falten die weiche, pulsierende Knospe, die er so gut kannte. Als er sie berührte, durchzuckte ihn der Strom der Begierde wie ein Elektroschock. Er küßte, leckte und saugte dort draußen auf der Terrasse, unter dem Himmel, vor Gott, den Bäumen und Blumen, bis sie danach verlangte, ihn in sich zu fühlen.

Er ließ seine Hose auf die Knöchel rutschen, beugte die Knie ein wenig und drang langsam in sie ein.

Unterschiedliche Stellungen sind eine Möglichkeit, die körperliche Liebe vielfältiger zu gestalten. Das Koka Shastra, »More Joy of Sex« sowie »New Joy of Sex« und »Tantra of Sex« (alle von Alex Comfort bei Ullstein) und andere Bücher führen viele im Detail auf. Hier nur einige wenige Anregungen:

- Auf der Seite, die Vorderseite des Mannes gegen den Rücken der Frau gepreßt (Löffelstellung).
- Von hinten – über das Waschbecken, die Küchentheke oder den Schreibtisch gebeugt; oder auf den

Boden kniend, wobei die Frau den Oberkörper auf ein Bett oder Sofa legt.

- Stehend – gegen eine Wand als Stütze gelehnt.
- Missionarsstellung, wobei die Frau die Knie bis zu ihrem Kopf hochzieht.
- Die Frau oben, der Mann auf dem Rücken liegend, ihre Beine außen oder zwischen seinen.
- Die Frau auf dem Schoß des Mannes sitzend, entweder mit dem Gesicht oder dem Rücken zu ihm, während er auf einem Stuhl oder der Bettkante sitzt.
- Manuell; in vielfältigen Stellungen wird die Klitoris der Frau gestreichelt oder der Hodensack des Manns liebkost.

Einige Stellungen werden nicht funktionieren, andere werden eher erheiternd als erregend wirken, aber vielleicht birgt allein der Neuigkeitswert erregende Momente. Versuchen Sie Neues, und experimentieren Sie mit einer innovativen Stellung. Vielleicht entdecken Sie etwas Neues, das Sie Ihrem sexuellen Repertoire hinzufügen können.

Manchmal können schon kleine Veränderungen in einer vertrauten Stellung den Neuigkeitswert ausmachen.

Anziehend anziehen, anziehend ausziehen: Den Körper verschleiern und entschleiern

24. Sexy Dessous

Er kam mit einem altmodischen Valentinstagsgeschenk: einer großen herzförmigen Schachtel mit Süßigkeiten, verziert mit Bändern und Schleife. Sie öffnete die Schachtel, nahm ein Stück dunkler Schokolade heraus und plazierte es sinnlich zwischen ihren Lippen. »Ich werde diesem altmodischen Burschen ein oder zwei neumodische Dinge zeigen«, dachte sie und schenkte ihm einen spröden Blick.

Im selben Moment zog er ein zweites Geschenk hinter seinem Rücken hervor und hielt es ihr entgegen. Es war in Seidenpapier eingewickelt und mit einem rosa Satinband gebunden. Verblüfft legte sie die Schachtel beiseite und untersuchte das zweite Mitbringsel. Was könnte es sein? Mit einem Funkeln in den Augen beobachtete er sie. Vielleicht war der Bursche doch gar nicht so spießig?

Langsam wickelte sie das Päckchen aus, bis sie auf einen cremeweißen Body aus Satin und Spitze stieß. Sie hielt das edle Stück vor ihren Körper und sah ihn an. Seine Augen signalisierten Verlangen, aber er rührte sich nicht. Er stand einfach da und bewunderte sie. Eine Hitzewelle erfaßte sie. Sie hätte nie gedacht, daß dieser Mann so sexy wäre.

»Probier es doch an«, sagte er. »Mit hochhackigen Schuhen.«

Sie errötete. Er lächelte und nahm den Blick nicht von ihr. »Ich mag dich in Pumps.«

Sie war ein wenig gehemmt, aber eindeutig inspiriert. Als sie ins Wohnzimmer zurückkam, saß er in dem großen Sessel und trank ein Glas Wein. Ihr Kleid über dem Body war aufgeknöpft; ihre Beine fühlten sich in den Pumps lang und wohlgeformt an. Sie lehnte sich gegen die Wand, und das Kleid öffnete sich, als sie ihn anschaute.

Er stellte das Glas ab und lehnte sich zurück, um den visuellen Genuß auszukosten. Blitze aus schierem Sex schienen aus seinen Augen zu zucken und direkt in ihre Mitte zu dringen. Ein derartiges Gefühl hatte sie noch nie erlebt.

»Ich möchte, daß du mich bloß anschaust und davon feucht wirst«, sagte er. Sein Lächeln, eine Kombination aus Wärme und Sex, entwaffnete sie total.

»Was?« fragte sie perplex.

Als er den Satz wiederholte, spürte sie, daß seine Männlichkeit sie wie ein warmer Mantel umhüllte und tief in ihre Poren einsickerte. Er gab ihr das Gefühl, sexy, bewundert und sehr weiblich zu sein. Entspannt lehnte sie sich an die Wand und ließ ihr Kleid wie unabsichtlich über die Schultern gleiten. Ihre Brustwarzen waren hart unter dem seidigen Stoff des Body – er fühlte sich gut auf ihrer Haut an. Sie ließ das Kleid ganz von den Schultern rutschen, beugte sich vor und preßte ihre Brüste mit den Armen zusammen. Sie sahen noch voller aus, als sie ohnehin waren. Er seufzte vernehmlich. Sie ließ das Kleid zu Boden gleiten und sagte, was ihr schon die ganze Zeit auf der Zunge lag: »Und ich möchte, daß du mich bloß anschaust und davon steif wirst …«

Um Ihrem Liebesleben Würze zu geben, überraschen Sie Ihre Partnerin/Ihren Partner mit einem sexy Dessous-Teil. Schöne Unterwäsche muß nicht teuer sein – und ist nicht nur etwas für Frauen. Es gibt wundervoll sinnliche Bodys oder Nachthemden für Frauen und seidene Unterhosen in prachtvollen Farben für Männer. Kaufen Sie Ihrer Partnerin/Ihrem Partner ein sexy Kleidungsstück, und packen Sie es anziehend ein. Dann zaubern Sie es ganz beiläufig hervor, wenn Sie mit ihm oder ihr schlafen wollen. Wenn Sie Ihre Partnerin/Ihren Partner bitten, das Geschenk vorzuführen, kann das zur perfekten Ouvertüre für ein großartiges Erlebnis werden.

Eine Berührung durch Seidenstoff kann sinnliches Empfinden intensivieren.

25. Die Kunst des Ausziehens

Die Kunst des Ausziehens wird oft vergessen, sobald ein Paar regelmäßig das Bett teilt.

Beginnen Sie den Liebesakt, wenn Sie noch angezogen und nicht im Bett sind, um dieses intensive Gefühl frühen Werbens zurückzubringen. Fangen Sie im Wohnzimmer oder in der Küche an. Legen Sie und Ihre Partnerin/Ihr Partner die Kleider erst ab, wenn Sie schon hochgradig erregt sind. Dann können Sie die Kleidungsstücke, eines nach dem anderen, langsam und verführerisch ausziehen, oder sie leidenschaftlich vom Körper reißen. Nutzen Sie das Ausziehen, um dem Liebesakt noch mehr Hitze zu geben.

Ich kenne eine Frau, die nur zu diesem Zweck zerfledderte alte Kleider bereithält. Sie und ihr Partner ziehen diese alten Teile an, wenn sie buchstäblich das Gefühl haben, die Kleider einander vom Leib reißen zu wollen.

26. Striptease

Don war völlig aufgekratzt. »Fühl dich sexy!« wiederholte er im stillen immer wieder wie ein Mantra. »Wenn du dich wirklich sexy fühlst, gleicht das eine Menge Fehler aus«, dachte er, als er Laura die Augen mit einem Seidentuch verband. Er setzte sie in einen bequemen Sessel und fütterte sie mit Schokoladenstückchen. Der Champagner ließ ihnen beiden den Kopf schwirren.

Dann dämpfte er das Licht und stellte die Musik lauter. Ein einsames Saxophon wimmerte in den Raum hinein, behutsam zog er das Tuch von Lauras Augen. Als sie vor einem Monat schüchtern erwähnt hatte, sie würde ihm gern einmal bei einem Striptease zusehen, hatte sie nicht geahnt, auf was sie sich einließ.

Er trug einen Trenchcoat und einen Fedora, so daß er aussah wie einer der knallharten Schnüffler aus den Dreißigern. Er sah die aufkeimende Freude in ihren Augen, seine Zuversicht ging auf Höhenflug. Er drehte sich um, schob den Hut in Schräglage und tänzelte ein wenig, als der Rhythmusteil begann und die Bläser zu einer heißen Version von »Honeysuckle Rose« ansetzten. Langsam wiegte er seine Hüften zur Musik.

Er drehte ihr den Rücken zu, schlug den Mantel auf und wieder zu, drehte sich wieder zu ihr. Die Musik brachte ihn wirklich in Wallung.

Das Saxophon klagte und wimmerte, als er den Trenchcoat auszog und auf den Boden warf. Jetzt trug er nur noch ein ärmelloses T-Shirt und seidene Boxershorts; den Fedora hatte er schräg über das rechte Auge gezogen. Langsam zog er die Seidenshorts nach unten und enthüllte ein bißchen Schamhaar. Sein Schwanz war steif. »Tatsächlich ein knallharter Schnüffler«, ging es ihm durch den Kopf.

Er lachte leise, als er sich umdrehte und ihr kurz

den nackten Hintern entgegenstreckte. »Nur ein Scherz, Ma'am, nur ein Scherz«, dachte er und fühlte sich wie Humphrey Bogart an einem obergeilen Tag. Die Trompeten schmeichelten das Saxophon die Tonleiter hinauf. Er zog seine Hose über dem Schwanz langsam hin und her.

Er sah sie an und zog die Hose ganz kurz nach unten, um ihr einen flüchtigen Blick auf sein Meisterwerk zu gewähren. O Gott, was für ein tolles Gefühl!

Er hatte jetzt zehn Minuten getanzt. Saxophone klagten, Trompeten schmetterten, und fetzige Posaunen schienen ihm die Musik direkt in die Adern zu gießen. Schließlich, als er wieder mit dem Rücken zu ihr stand, zog er die Shorts aus. Dann nahm er den Hut ab, bedeckte seinen Schwanz damit und drehte sich wieder zu ihr, um weiterzutanzen. Er legte den Hut auf seinen steifen Schwanz. Er blieb dort. Gott, war das ein Spaß!

Er wandte den Blick nicht von ihren Augen, als er tanzte. Sie war erregt – ihre Augen verrieten ihm das. Er zog den Hut zur Seite; sein Schwanz stand felsenfest. Er legte den Hut wieder vor ihn und tanzte näher an sie heran. Als er direkt vor ihr stand, zog er den Hut weg und warf ihn auf den Boden. Sein Schwanz war wie eine Pistole auf sie gerrichtet. Er griff nach ihrer Hand, eine Aufforderung zum Tanz.

Sie stand auf und beugte sich bewußt nach vorn, so daß ihre Wange an seinem Penis vorbeistrich. Während sie aufstand, öffnete sie ihr Kleid, ließ seinen Penis über ihren nackten Oberkörper streichen und an dem Haarbüschel zwischen ihren Beinen verharren.

Er wandte den Blick nicht von ihren Augen. »Nun, Prachtweib, tanzen wir?«

Sie antwortete so frivol, wie sie immer schon gern sein wollte: »Ein bißchen Schoßtanz wäre nicht übel, wenn die einäugige Schlange dazu bereit ist.«

»Ja, Süße«, sagte er. »Die Schoßechse ist heute abend vergnügt.«

Rasch drehte er sich mit ihr, setzte sich auf den Sessel und zog sie an sich. Ihr Kleid fiel an ihr herunter, als sie sich rittlings auf seine Beine setzte und die weichen Lippen ihrer Möse die Spitze seines Penis berührten. Langsam bewegte sie sich vor und zurück. Er hielt mit den Händen ihre Taille, während sie ihre Hand zu ihrer Muschi führte und sie öffnete, damit die einäugige Schlange ihren Kopf dort hinlegen konnte. Langsam bewegte sie sich zur Musik, sank dann behutsam auf ihn.

Die Musik röhrte im steten Rhythmus und wiegte sie wie ein Schiff auf dem Ozean. Sie verschmolzen immer tiefer miteinander, bis sein Schwanz in ihre Seele vorzudringen schien. Es war ein einmaliges Gefühl.

Ganz plötzlich kam sie. Wie eine Ölquelle. Die ganz große. Sie schrie, warf die Arme um ihn und umklammerte ihn mit aller Kraft, während er immer wieder in sie hineinstieß. »Es ist Zauberei«, dachte er. »Ihre heiße Möse fühlt sich wie Zauberei an.«

Und dann schien ein Blitz einzuschlagen. Bis in die Spitze seines Schwanzes. Und beide schienen in einem Feuerwerksgewitter zu verglühen. O Gott, o Gott! Er schloß die Augen und sah in seinem Kopf bunte Lichter explodieren. Dann fühlte er, wie er sich in ihr auflöste, bis von ihnen nichts mehr übrig war ... [Nur Musik und der Unabhängigkeitstag.]

So ging es immer weiter, bis sie an den Gestaden der Liebe zur Ruhe kamen. O Gott, war das herrlich, ein knallharter Schnüffler zu sein!

Klein, groß, stattlich, schmal – Körper in ihrer unendlichen Vielfalt sind wunderbar. Ihren Körper herzuzeigen und ihn wie ein schönes Instrument zu spielen, um Ihre Partnerin/Ihren Partner zu erregen, kann Ihr Liebesleben mit aufregendem Spaß bereichern. Ein exotischer Striptease ist ein hervorragendes Mittel dazu.

Kleiden Sie sich sexy. Stellen Sie die Musik lauter, und dämpfen Sie das Licht. Nehmen Sie sich ein paar Tücher und stellen Sie sich vor, Sie ständen auf der Bühne einer privaten Stripshow. Sorgen Sie dafür, daß Ihr Partner bequem in einem Sessel oder auf dem Bett sitzt.

Bringen Sie sich in die richtige Stimmung, indem Sie verführerisch zur Musik tanzen. Wenn Sie, Stück für Stück, Ihre Kleider langsam ablegen, nehmen Sie nicht die Augen von Ihrer Partnerin/Ihrem Partner. Drapieren Sie die Tücher um ihren halbbekleideten Körper, und reiben Sie sich sinnlich an Ihrer Partnerin/Ihrem Partner. Werfen Sie Ihre Hemmungen in den Wind – jetzt ist verführerisches Spiel angesagt. Sobald sie einmal in der Stimmung sind, sind Männer wie Frauen zu einem fabelhaften Striptease fähig.

Denken Sie daran, niemand sieht Ihren Körper so kritisch, wie Sie es gewöhnlich tun. Die Aspekte Ihres Körpers, die Ihrer Partnerin / Ihrem Partner gefallen, sind höchstwahrscheinlich andere als die Eigenschaften, die Illustriertenredakteuren und Werbefachleuten vorschweben. Jetzt ist es an der Zeit, daß die Vorlieben Ihrer Partnerin / Ihres Partners zum Zuge kommen.

Die Art dcr Musik – arabisch, Rock, Jazz, romantisch, klassisch – kann das Erlebnis dramatisch beeinflussen.

Sex an anderen Orten: Ausdehnung der sexuellen Grenzen

27. Sex open air

Über eine Stunde gingen sie, vorbei an Sandhöhlen und Felsvorsprüngen, die in die Brandung hineinragten. Fred trug den Picknickkorb, Diana die Decke und die Handtücher. Die Luft roch frisch und salzig und erfüllte sie mit einem wohligen Gefühl.

Eine Welle wich zurück und gewährte ihnen gerade genug Raum, um im nassen Sand die nächste Felsenklippe zu überwinden. Als sie die Szenerie vor ihnen sah, wußte Diana sofort, daß sie die perfekte Stelle gefunden hatten. Das Strandstück war von allen Seiten abgeschlossen, der Sand war trocken, die Dünen führten steil nach oben, und seit mehreren Kilometern war ihnen kein Mensch begegnet. Sie rannte zu dem trockenen Sand, als eine neue Welle gegen die Felsen schwappte. Lachend folgte ihr Fred.

Diana breitete die große Decke aus und zog rasch alle Kleider aus. Als Fred den Picknickkorb absetzte, tanzte sie bereits nackt und fröhlich herum; sie fühlte sich frei und ekstatisch. Vorsichtig wie immer, nahm Fred die Bucht genau in Augenschein, um sicher zu sein, daß niemand zuschaute. Als er sich vergewissert hatte, daß sie allein waren, zog er rasch die Shorts aus. Diana sah sich zu ihm um. Jetzt waren sie beide nackt, in einer offenen Bucht, allein unter dem Himmel. Sie ging auf ihn zu, blieb vor ihm stehen und berührte mit ihren Brüsten sanft seine Brust. Sie spürte, wie sein Penis an dem weichen Büschel ihres Schamhaars zum Leben erweckt wurde. Zusammen mit Salz, Sonne und frischer Luft atmete sie Freiheit ein. Langsam bewegte sie sich an seinem Körper in einem lasziven Tanz. Flüssig, träge und spontan.

Sein Schwanz wurde schnell steif. Diana kniete vor ihm auf der Decke und legte ihre Lippen um ihn. Ihre Zunge wurde lebendig, als sie tanzte und schnalzte und an den glatten Konturen seines Penis saugte.

Sie liebten sich Stunde um Stunde. Die tosenden Wellen schienen sie mit einer kinetischen Energie zu füllen, die jede Zelle ihres Körpers vitalisierte und sie beide zu einem machtvollen Schluß trug. Wieder und wieder.

Draußen miteinander zu schlafen kann eine bemerkenswerte Erfahrung sein, vor allem, wenn es möglicherweise eine kleine Chance gibt, daß man ertappt wird.

Nehmen Sie zwei große Strandtücher, und fahren Sie zu einem abgelegenen Strand- oder Waldstück (wo es keine Menschen und möglichst keine Ameisen gibt).

Legen Sie sich auf das eine Strandtuch; auch wenn wahrscheinlich niemand vorbeikommt, möchten Sie ja das zweite vielleicht diskret über sich ziehen.

Öffnen Sie sich der Schönheit der Natur, um den Liebesakt durch sie inspirieren zu lassen.

Nichts weckt ihre Instinkte so sehr wie der Aufenthalt im Freien.

28. Warmer, feuchter Sex

Machen Sie sich einmal spaßeshalber ein heißes Bad zur Kulisse für einen leidenschaftlichen Liebesakt. Lassen Sie das Badewasser ein, und gießen Sie ein luxuriöses Schaumbad dazu. Schwimmkerzen können eine romantische Note geben.

Ist das Bad vorbereitet, setzen Sie sich mit Ihrer Partnerin/Ihrem Partner in das heiße Wasser und entspannen. Inhalieren Sie tief, und atmen Sie den Streß und die Sorgen aus. Während das heiße Wasser Sie äußerlich wärmt, können sanftes Streicheln und zärtliche Worte von innen erwärmen.

Wenn das Wasser abzukühlen beginnt, verlassen Sie die Wanne und trocknen sich gegenseitig verführerisch ab. Das Bett oder ein Teppich vor einem Kamin sind vielleicht der angemessene Platz, um die Handlung fortzuführen.

Dies ist ein Beispiel dafür, wie ein schlichtes Alltagsereignis ohne viel Aufwand in einen sinnlichen, intimen und romantischen Moment verwandelt werden kann.

29. Schatzsuche

Brent legte gerade den Hörer auf, als seine Sekretärin mit einem Gebäckkarton von Mani's, der Gesundheitsbäckerei, das Büro betrat.

»Von Ihrer Frau. Ist sie denn noch in Chicago?«

»Übermorgen ist sie wieder zu Hause«, entgegnete er und nahm die Schachtel.

Seine Sekretärin sah zu, als er sie öffnete und den kleinen Schokoladenkuchen, seine Lieblingsnascherei, entdeckte. Er klappte die beiliegende Karte auf und las mit einem Lächeln:

Den Wegweiser zu großer Freude
Findest Du im Nachttisch heute.
– Elana.

Als Brent nach Hause kam, eilte er natürlich sofort nach oben, um in seinem Nachttisch nachzusehen. Er fand ein Holzkästchen mit einem Band darum. Wie hatte sie es hier versteckt, ohne daß er etwas merkte? Er knüpfte das Band auf, öffnete das Kästchen und fand eine markierte Landkarte sowie diesen Text:

Finde Dich ein morgen abend um sieben
An der Stelle, die auf der Karte beschrieben.
Herrliche Stunden an diesem Ort
Erwarten Dich – darauf mein Wort.

Die Stelle zu finden fiel ihm nicht schwer, denn Muir Woods hatten sie schon oft besucht. So vertraut er auch mit der Waldlandschaft war, so konnte er doch nicht absehen, was ihn erwartete, und aufmerksam beäugte er seine Umgebung. Als er um die Biegung auf die letzte Lichtung kam, sah er sie: Elana saß auf einer großen karierten Wolldecke, vor sich ein richtiges Menü. Eine gekühlte Flasche Champagner steckte in einem Silbereimer; auf Elanas Gesicht tanzte ein warmes Lächeln. »Einfach nur so, weil es Spaß macht, Schatz«, sagte sie.

Die Schatzsuche ist eine Anregung, um Ihre Partnerin / Ihren Partner zu einem Geburtstagsgeschenk, zu einem Heiratsantrag oder zu einem altmodischen Rendezvous zu führen.

Beginnen Sie mit dem ersten Hinweis in einer schriftlichen Notiz oder einer Botschaft auf dem Anrufbeantworter. Dann bereiten Sie weitere Schritte vor; hinterlassen Sie Botschaften oder Hinweise, so daß jeder Schritt zum nächsten führt, bis schließlich das endgültige Ziel erreicht ist.

- Hängen Sie eine Karte an eine Rose, die in einem Blumenladen wartet.
- Wickeln Sie einen Trüffel in einer Schachtel mit einem Zettel ein; die Schachtel muß beim Süßwarenladen abgeholt werden.
- Plazieren Sie einen Hinweis im Kühlschrank, unter einer Lilie im Garten oder unter dem Kopfkissen Ihrer Partnerin / Ihres Partners.

Die besondere Überraschung, die Ihre Partnerin/Ihren Partner am Ziel erwartet, kann alles mögliche sein, von der neuen CD bis zum Verlobungsring.

Oder das endgültige Ziel ist die eigentliche Überraschung, vielleicht ein Zimmer in einem malerischen Hotel oder Gasthof.

Selbst das bescheidenste Geschenk wird etwas Besonderes, wenn es kunstvoll präsentiert wird.

Spiritueller Sex: Durch Sex die Seelen berühren

30. Sich lieben

Die Worte blieben den ganzen Tag haften. »Wir schlafen überhaupt nicht mehr miteinander.« Er hatte gehört, daß anderen Paaren das passiert, aber er hätte nie gedacht, daß es ihnen so gehen könnte.

Den Nachmittag erlebte er wie in Panik, überlegte, was er unternehmen konnte. Sollten sie so den Rest ihres Lebens verbringen – zu beschäftigt, um zueinanderzukommen, und zu verlegen, um darüber zu reden? Waren sie zu weit entfernt vom zärtlichen Kern ihrer Liebe, um einander so zu brauchen, wie sie sich früher gebraucht hatten? Würde es wie bei ihren Eltern enden – höflich, gelangweilt und distanziert? Wollte er das?

»Nein, ich glaube nicht«, dachte er. »Liebe muß irgendwo beginnen. Warum nicht bei mir?«

Er betrachtete sich nach der Rasur im Spiegel. Es war eine Weile her, daß er sich vor dem Zubettgehen rasiert hatte. Er knöpfte den Seidenpyjama zu, den er sich in der Mittagspause gekauft hatte. Sein Herz hämmerte. War er aufgeregt, nervös? Mit Sicherheit würde er sich dadurch nicht aufhalten lassen.

Als er das Schlafzimmer betrat, blieb er in der Tür stehen, um sie zu betrachten. Sie saß auf dem Bett, Kissen im Rücken, und konzentrierte sich auf den Laptop, der auf dem Frühstückstablett vor ihr stand. Komisch, ihm war nie aufgefallen, wie attraktiv sie mit dieser Halbbrille aussah. Und in diesem T-Shirt. Er stand in der Tür und sah sie an, unsicher, was er nun tun sollte. Sollte er sie unterbrechen? Würde sie wegen seiner romantischen Avancen lachen? Sollte er sich umdrehen, bevor sie ihn in dem albernen Pyjama sah?

Sie blickte kurz auf, widmete ihm dann einen zweiten Blick. »Zu spät«, dachte er und erstarrte. Er fühlte sich verwundbar bis in den innersten Kern.

Sie nahm die Brille ab und musterte ihn. Ihm fiel nichts Originelles ein, als er das Zimmer durchquerte, deshalb sagte er bloß: »Hi, Liebes. Was machst du gerade?«

Zu seiner Erleichterung klopfte sie auf das Bett und antwortete: »Nichts Besonderes. Komm, setz dich.«

Er setzte sich. Beide wußten nicht recht, was sie sagen sollten. Schließlich faßte er sich ein Herz und versuchte auszusprechen, was ihm auf der Seele lag.

»Nun ... ich habe nachgedacht ... über das, was du gesagt hast. Und wie du ... und ... ich ... äh.« Die Worte schienen ihm im Hals steckenzubleiben. »Nun ... Ich würde es wirklich gern versuchen.«

Sie wußte nicht genau, wovon er sprach, oder sie traute ihren Ohren nicht. »Es?«

»Ja ... du weißt schon. Ich würde wirklich gern,

daß wir ... du weißt schon ... wieder so sind, wie wir waren. Ich meine ...«

Er brach ab und sah sie gequält an. Er wünschte sich, daß sie ihm helfen würde. So, wie sie ihm immer half.

Und auch diesmal. »Hast du dich rasiert?« fragte sie scheu. Er nickte. »Für mich?« Wieder nickte er.

Ihr Gesicht erstrahlte wie ein Weihnachtsbaum. Sie wirkte rückhaltlos glücklich. Ihre gemeinsamen Jahre schienen im Licht dieses Lächelns dahinzuschmelzen, und sie waren beide wieder jung und zärtlich.

Er strich eine Haarsträhne aus ihrem Gesicht. »Weißt du, ich liebe dich. Und ich will nicht ... daß wir in dem ganzen Durcheinander auf der Strecke bleiben.«

In dieser Nacht sahen sie sich in die Augen, als sie miteinander schliefen. Sie nahmen den Körper des anderen wieder wahr und ebenso den Reichtum und die Reife ihrer Gefühle füreinander. Daß sie sich gegenseitig so gut kannten, hatte eine Brücke der Dankbarkeit und Wertschätzung geschaffen, die zur Basis eines tief empfundenen Liebesakts wurde.

Man kann »Sex haben«, und man kann »sich lieben«. Wenn man »sich liebt«, öffnet man sich ganz füreinander. Bleiben Sie in Kontakt zu Ihrem Herzen und den liebevollen Gefühlen für Ihre Partnerin/Ihren Partner, wenn Sie sich fallenlassen und Ihrem Körper erlauben, seinen eigenen Instinkten zu folgen.

Es gibt viele Möglichkeiten dazu:

- Denken Sie daran, wie sehr Sie Ihre Partnerin/Ihren Partner lieben.
- Sagen Sie Ihrer Partnerin/Ihrem Partner, daß Sie sie lieben oder ihn lieben.
- Bewundern Sie den Körper Ihrer Partnerin/Ihres Partners, wenn Sie mit ihr oder ihm schlafen.
- Halten Sie einander im Arm und atmen Sie zusammen.
- Sehen Sie sich zärtlich in die Augen.

Lieben Sie sich, und fühlen Sie dabei uneingeschränkt die Liebe, die Sie für Ihren Partner/Ihre Partnerin empfinden.

Sich »von ganzem Herzen« körperlich zu lieben kann den tiefgehendsten und erfülltesten Sex erzeugen.

31. Am Rand verharren

Lila liebte das Gefühl, wenn die Spitze seines Schwanzes ihren Kitzler rieb. Allein damit konnte er sie zum Orgasmus bringen. Die süße, glatte Rute bewegte sich in ihr hin und her. Kurz bevor sie in den überwältigenden Strudel geriet, hielt sie den Atem an und legte den Finger auf seinen Schwanz, damit er aufhörte. Sie wollten, daß es andauerte.

Sie tat einen tiefen Atemzug und ließ ihre Energie abflauen. Sie spürte die Erregung durch ihre Adern strömen. Sobald sie wußte, daß sie jetzt nicht kommen würde, begann sie ihn zu küssen – innige, sinnliche, ausgedehnte Küsse. Sein Schwanz wurde in den feuchten Falten ihrer Muschi wieder steif.

Sie spürte, wie er den Kopf seines Penis in der magischen Pforte ganz langsam hin und her bewegte. Immer wieder. So als öffne er sie behutsam und erfüllte sie mit heißer Liebe. Als er kurz vor dem Orgasmus stand, hielt er inne. Schließlich zog er sich aus ihr zurück, kniete und schaute auf sie hinab. Sein Schwanz stand von seinem Körper ab: steif, feucht und zitternd. Er wartete einen Moment und schloß die Augen. Er wollte nicht, daß ihr Anblick ihn jetzt noch weiter erregte. Als die Intensität seines Gefühls nachließ, öffnete er die Augen. Sie lag dort wie ein köstlicher Traum, darauf wartend, daß er sich in ihr verlor.

Seine Hände strichen über die Liebesstätte, in der sich soeben noch sein Schwanz befunden hatte. Seine Finger glitten in sie hinein. Sie war noch feucht und warm. Seine Finger krümmten sich in ihrer Vagina, um den magischen Punkt an der vorderen Wand zu berühren. Er schien voller Energie und lebendig, Erregung ließ das Gewebe anschwellen. Langsam streichelte er den Punkt mit seinem Finger, ganz langsam, aber ohne Pause. Sie stöhnte und ächzte und hatte das Gefühl, das Bewußtsein zu verlieren. »*Le Petit Mort*. Das ist es, was die Franzosen den ›kleinen Tod‹ nennen«, dachte sie.

Über eine Stunde fuhren sie so fort. Sie wechselten die Stellung, die Technik, hörten kurz vor dem Erreichen des Orgasmus auf, damit die Energie abschwellen konnte, um sie dann wieder aufzubauen.

Als sie schließlich zuließen, daß sie beide kamen, explodierte die akkumulierte Intensität. Sie konnten einander nur festhalten und laut schreien.

Ihre Orgasmen schienen eine lange Zeit anzudauern – pure Ekstase, die wie Adrenalin durch ihre Körper jagte. Und als es schließlich vorbei war, hielten sie sich in den Armen, dahingeschmolzen in einem See höchsten Glücks.

Je länger die sexuelle Erregung aufrechterhalten wird, desto intensiver ist wahrscheinlich der Orgasmus. Versuchen Sie, einen hohen Grad der Erregung so lange wie möglich zu bewahren, um die sexuelle Freisetzung im Orgasmus zu intensivieren.

Lieben Sie sich, bis Sie spüren, daß Sie kurz vor dem Orgasmus stehen. Dann:

- Unterbrechen Sie die Stimulation einige Sekunden.
- Werden Sie langsamer.
- Machen Sie sanftere Berührungen.
- Spannen Sie ihre Hüft- oder Gesäßmuskeln.
- Wechseln Sie die Stellung.
- Tun Sie etwas anderes, das den Grad Ihrer Erregung vorübergehend senkt.

Sie müssen Ihre Partnerin/Ihren Partner wissen lassen, wann sie/ er sich zurücknehmen und wann sie oder er die Stimulation wieder aufnehmen soll. Das kann verbal geschehen oder durch Körpersprache (Zurückziehen, Anschmiegen, Druck ausüben).

Probieren Sie aus, wie lange Sie am Rand des Orgasmus verharren können, ohne hinübergespült zu werden.

Dies ist einer der Plätze, an denen wir im Leben verweilen können ... ohne uns schuldig zu fühlen.

32. Der Blick in die Seele

Der tiefe Blick in die Augen Ihrer Partnerin/Ihres Partners im Moment höchster Erregung und des Orgasmus kann Sie körperlich wie seelisch tief miteinander verbinden. Aber versuchen Sie das erst, wenn Sie einigermaßen damit vertraut sind, wie man die Erregung verlängert, und wenn Sie sich zumindest einige Minuten auf der Ebene halten können, die dem Orgasmus vorausgeht.

Zu Anfang stimulieren Sie sich gegenseitig manuell, oral oder auf jede andere Weise, die Sie zu einem hohen Erregungsgrad bringt. Dann nehmen Sie eine Stellung ein, die es Ihnen ermöglicht, einander in die Augen zu schauen, während sie manuell die Geschlechtsteile Ihrer Partnerin/Ihres Partners – oder die eigenen – stimulieren. Fahren Sie damit einige

Minuten fort, oder so lange wie möglich, bevor Sie den Orgasmus erleben.

Die Augen sind die Fenster zur Seele. Sie sind eine der Stellen, wo Sexualität und Spiritualität zusammenströmen.

33. Sex und Seele werden eins

Er drang von oben in sie ein. Sie blickten sich in die Augen, als er sich langsam in sie hineinschob. Die Konturen ihres Gesichts wurden weicher, als die Glut der Lust sie erfaßte. Wenn sie miteinander geschlafen hatten, hatte er ihr noch nie direkt in die Augen geschaut; er hatte nie gewußt, wie intensiv er sie berührte.

Er sah, wie sie sich mühte, die Augen nicht zu schließen; sie wollte sich von seinem Blick nicht lösen. Er pumpte langsam und spürte, wie sie erneut von dem intensiven Gefühl überwältigt wurde. Es war, als blicke er tief in ihren inneren Kern hinein, und er sah nichts als Liebe, Sex und pulsierende Lebendigkeit, die auf die kleinste Bewegung von ihm reagierte.

Sein Schwanz fühlte sich in ihr stark und heiß an. Unwillkürlich wölbte er sich mit pochender Kraft. Vor Lust zuckte er zusammen, löste den Augenkontakt aber keine Sekunde. »Sie muß das gleiche in mir sehen«, dachte er. Er pumpte tiefer, versuchte nun, in ihr Herz und ihre Seele einzudringen. Dann plötzlich geschah es, eine energetische Explosion entzündete sich zwischen ihnen. Ihre Augen, ihre Herzen, ihre Geschlechtsteile ... alle schien in einem grellen Blitz der Ekstase miteinander zu verschmelzen.

Er schrie auf, als er zusammen mit ihr im Orgasmus zusammenbrach. Gemeinsam schienen sie sich ins All zu drehen. Er umklammerte sie, die Wellen ihres Orgasmus pflanzten sich durch seinen Körper fort, als seien zwei getrennte Wesen zu einem verschmolzen.

Blicken Sie einander in die Augen, aber tun Sie es diesmal beim Geschlechtsverkehr. Das funktioniert mit dem Mann oben, mit der Frau oben oder wenn Sie sich in sitzender oder stehender Position befinden – in jeder Stellung, bei der Ihre Gesichter einander zugewandt sind. Vielleicht möchte die Frau zusätzlich manuelle Stimulation ihrer Klitoris, damit der Grad ihrer Erregung während des Geschlechtsverkehrs erhalten bleibt. Verharren Sie so lange wie möglich auf dem Grad höchster Erregung, und hören Sie nicht auf, sich in die Augen zu schauen – auch beim Orgasmus.

Der Liebesakt kann Monat für Monat, Jahr für Jahr ekstatischer werden. Im Grunde gibt es für die Möglichkeiten seelenvoller Sexualität keine Grenzen.

Sex aus der Distanz: Wer sagt, man muß sich im selben Raum aufhalten, um Sex zu genießen?

34. Abschiednehmen

Bill gab dem Pagen ein Trinkgeld und warf seine Reisetasche aufs Bett. Er haßte diese Dienstreisen, immer die gleichen sterilen Hotels und das gleiche überteuerte Hotelessen. Vielleicht könnte er ja in der Nähe ein hübsches, gemütliches Restaurant finden, überlegte er, als er die Reisetasche öffnete. Die Aussicht, sich auf die Suche begeben zu müssen, begeisterte ihn allerdings nicht. Jetlag und der Gedanke an die morgige Besprechung erweckten in ihm die Sehnsucht nach einer hausgemachten Suppe und seinem bequemen Bett.

Bill nahm seinen Anzug aus der Tasche. Etwas fiel zu Boden, er bückte sich und nahm es in die Hand.

Ein Slip aus schwarzer Spitze.

Als er ihn hochhob, baumelte ein Zettel an einem roten Satinband herab. Eilig hängte er den Anzug auf und las, was auf dem Zettel stand. Er konnte ein Lächeln nicht unterdrücken.

Komm schnell nach Hause, Liebling.
Ich liebe Dich, ich will Dich und ich brauche Dich …
In mir.

Er drückte das zarte Dessous an sein Gesicht und atmete tief ein. Der Duft ihres Parfüms erfüllte seine Sinne.

Bevor einer von Ihnen auf Reisen geht, pflanzen Sie den Samen der Begierde für die Rückkehr nach Hause.

Verstecken Sie einen lieben Gruß, eine lustige oder suggestive Karte oder ein sexy Dessous im Gepäck der/des Reisenden – oder im Kühlschrank, in der Schublade mit der Unterwäsche oder unter dem Kissen des Partners, der zu Hause bleibt. Schildern Sie, was Sie mit Ihrer Partnerin/Ihrem Partner nach der Rückkehr sexuell anstellen wollen.

Und dann führen Sie es aus [wenn der Partner wieder zu Hause ist].

Es gibt Menschen, die eine kurze erotische Geschichte schreiben, um den Partner während der Zeit der Trennung zu unterhalten – eine schöne Möglichkeit, das Feuer zu Hause in Gang zu halten.

Telefonsex

Der Bote vom Lieferdienst gab ihr ein in braunes Papier gehülltes Päckchen und bat sie, zu unterschreiben. Lächelnd quittierte sie die Lieferung und tat so, als handle es sich um Vitamine oder eine Leselampe aus einem Versandhauskatalog.

Sie warf einen Blick auf den Absender: »Good Vibes, San Francisco.« Der Bote schien nicht zu wissen, was sich hinter »Good Vibes« verbarg, oder aber es interessierte ihn nicht. Sie gab ihm den Stift zurück und schloß die Tür.

Als sie nach oben rannte, nahm sie zwei Stufen auf einmal. Sie lief ins Schlafzimmer, setzte sich aufs Bett und riß das Päckchen auf. Ein Dildo. Geformt wie ein großer, rosafarbener Penis. Rasch nahm sie zwei Batterien aus der Kommode.

Sie bettete sich in einen Berg aus Kissen und wartete auf das Läuten des Telefons. Sie fühlte sich prachtvoll und irgendwie dekadent; nicht nur, daß sie am hellichten Tag im Bett lag, nein, sie masturbierte auch noch. Ohne Schuldgefühl. Sie bedauerte bloß, daß sie keinen Spiegel an der Decke hatte.

Punkt drei Uhr läutete das Telefon. Er war immer pünktlich. Der Zeitunterschied von acht Stunden bedeutete, bei ihm war es elf Uhr abends. Sie nahm den Hörer und sagte: »Hallo.« Ihre Stimme war heiser.

»Liebling? Bist du das?« fragte Kit. Es klang, als sei er irgendwo in der Stadt und nicht, durch einen Ozean getrennt, im fernen London.

»Ja ... Ich bin es ...« Es war ein ungeheuer erotisches Gefühl, mit ihm am Telefon zu reden und gleichzeitig den glatten, vibrierenden Kopf in ihre Vagina zu schieben.

»Alles in Ordnung?« Er klang besorgt.

»Hmm ... Ich hab ihn. Es ist wunderbar.«

Seine Stimme veränderte sich sofort. »Wirklich? Benutzt du ihn gerade?«

»Hmmhmm ... Ich liege unbekleidet auf dem Bett und massiere mich damit.«

»Erzähl mir mehr ...« Er legte sich aufs Bett, öffnete den Reißverschluß seiner Hose und nahm seinen Penis in die Hand. Während sie sich unterhielten, streichelte er sich langsam.

Sie wurde immer erregter. »Ich schiebe die Spitze in meine Möse, vor und zurück. Und jetzt lasse ich sie um meinen Kitzler gleiten ... O Gott, ein tolles Gefühl, Liebling ...«

»Ich habe meinen Schwanz in der Hand. Er ist schon steif. Ich denke an dich. Ich will ihn in dich hineinstecken ...«

Sie stieß den Dildo tief hinein und schrie auf. Ihr Rücken wölbte sich. »Oh ... er ist jetzt in mir drin. Genau wie du. Ich fühle deine Stimme tief in mir ... Ja, sprich mit mir, Liebling ... Laß mich deine Stimme hören, wenn ich komme.«

»Weiter, Baby. Ich will hören, wie du kommst ...« Er hörte die Laute, die sie von sich gab. Die Energie war wie mit Händen greifbar. Er blickte auf seinen Schwanz und wichste ihn fester, während sie stöhnte und er redete. »Ich bin ganz steif, Süße. Ich komme zusammen mit dir ... Sag mir, wann ... Ja, Baby? Ich höre es gern, wenn du kommst … Ich komme mit dir zusammen, Liebling. Stecke den Schwanz tief in dich hinein … Spür mich … Weiter, Süße …«

»Ooh …«, schrie sie, als sie den vibrierenden Dildo herauszog, um erneut ihren Kitzler zu streicheln. Sie warf den Kopf zurück. »Ich komme, Liebster … Ich komme.« Sie stieß den Dildo wieder in sich hinein und rieb die vibrierende Spitze gegen den magischen Punkt an der Vorderwand ihrer Vagina. Der Mund ihrer Vagina zog sich um den wundervollen rosafarbenen Dildo zusammen. Die Schwingungen waren so intensiv, daß sie den Vibrator abschalten mußte, aber ihre Vagina saugte und pulsierte weiter um den wunderbaren Gummischwanz, auch als er schon reglos war. Dann hörte sie Kit. »Ich liebe dich, Chrissy!» schrie er. »Oh, Chrissy … ooh … Chrissy … ooh.« Er kam ohne Ende. Sie lag auf ihrem Bett, schloß die Augen und nahm jede Nuance seiner Stimme auf.

Aah … das Telefon. Ruf doch mal an …

Lieben Sie sich übers Telefon, wenn Ihre Partnerin/Ihr Partner außerhalb ist oder wenn Sie beide aus irgendeinem Grund nicht zusammensein können.

Sie können sich eine sexuelle Szene erfinden, sich gegenseitig aus einem erotischen Buch vorlesen oder einfach nur laut beschreiben, was Sie mit Ihrem Körper machen, während Sie sich selbst stimulieren.

Der aufregendste Teil kann es sein, wenn Sie Ihren Orgasmus laut herausschreien.

Ich kenne eine Frau, die den Anrufbeantworter ihres Partners anwählt, wenn sie weiß, daß er nicht zu Hause ist, und sofort wieder auflegt. Dann masturbiert sie, und kurz bevor sie kommt, drückt sie die Wiederwahltaste. Ihren Orgasmus hat sie, sobald sie den Piepton hört. Überflüssig zu erwähnen, daß ihr Liebhaber seinen Anrufbeantworter immer alleine abhört.

Sexuelles Experimentierfeld: Sichere Grenzen überschreiten

36. Hindernisse als Katalysator

Die Großeltern hatten darauf bestanden, daß sie alle zusammen nach Disneyland fuhren. Sie sahen ihre Enkel nur einmal im Jahr, und sie waren wild entschlossen, sie bis ins Mark zu verwöhnen.

Es begann, als sie in der Schlange vor den Teetassen standen. Während Opa und Oma ernsthaft auf die aufgeregten Zwillinge einredeten, lehnte Jessica sich nach hinten gegen Paul. Großeltern und Enkel amüsierten sich prächtig, aber Jessie hätte mit Paul lieber ganz andere Dinge angestellt – sie hatten im Moment so wenig Zeit füreinander. Und jetzt steckten sie den ganzen Tag zwischen den Menschenmassen, zusammen mit zwei Siebenjährigen und Jessies Eltern. Hmmmm ... sie lehnte sich gegen seinen Körper und schob ihren Po behutsam in seinen Schritt. Sie wünschte, noch mit ihm im Bett zu sein. Zu ihrer Freude erwiderte Paul ihre Bewegung, seine Hüfte schien auf ihren beiden Pobacken zu liegen, und sein weicher Penis kuschelte sich in den Spalt. Sie sah sich um. Hatte jemand etwas bemerkt? Nein. Rundherum war so viel Trubel, daß sich niemand für zwei Durchschnittsmenschen in der Menge interessierte.

Die Schlange bewegte sich vorwärts, jetzt waren sie an der Reihe. Opa und Oma rannen mit den Kindern zu der rosafarbenen Teetasse mit weißen Punkten. Jessica und Paul rührten sich keinen Schritt von ihrem Platz an der Absperrung. Jess winkte ihren Eltern zu, als diese ihr mit Gesten bedeuteten, sie solle mit einsteigen. Sie schüttelte den Kopf und lächelte. Sie hatte im Moment eine viel vergnüglichere Tour. Pauls Schwanz wurde im Spalt zwischen ihren Pobacken steif. Oh, wenn das ihre Mutter wüßte! Jessica lachte laut und winkte den Kindern zu, die kreischend an ihr vorbeiwirbelten. Paul legte die Arme um sie und kuschelte seinen Kopf an ihrer Schulter.

»Ich will dich vögeln. Hier und jetzt«, flüsterte er, und dann winkte er den Kindern zu, die erneut vor ihnen kreisten. Er legte einen Arm über Jessicas Brust, sein Unterarm strich über ihren Busen. Unter dem engen T-Shirt wurden ihre Brustwarzen hart. Oh-oh. Sie sah sich um. Um Gottes willen, das war Disneyland! Mit seiner sinnlichsten Stimme fuhr er fort: »Aber ich glaube, ich werde in Gedanken den ganzen Tag mit dir schlafen ...«

Großeltern und Enkel hatten im Laufe des Tages auf dem großen Spielplatz für Kinder aller Altersklassen eine herrliche Zeit, während Paul und Jessica ihre ganz persönliche herrliche Zeit mit den Spielen der Erwachsenen hatten. Alles in allem war es ein wunderbarer Tag mit zweideutigen Anspielungen, eleganten und weniger eleganten Neckereien und der

Freude daran, daß sie etwas begehrten, das sie ganz sicher bekommen würden. Paul und Jessica flirteten auf der Main Street, verschlangen sich in Tomorrowland mit den Augen und genossen bei der Karibischen Piratentour heftiges Petting. Und in Frontierland war Pauls Penis so steif, daß sie eine zweite Rundfahrt mit dem Boot unternahmen. Jedes Hindernis steigerte ihre sexuelle Erregung.

Als sie nach Hause kamen, konnten sie es beide nicht erwarten, endlich ins Bett zu kommen.

Leidenschaft kann durch die Anspannung erhöht werden, die dadurch entsteht, daß man Hindernisse überwinden muß, bevor man miteinander schlafen kann. Denken Sie einmal an Ihre Teenagerjahre, als es nichts als Hindernisse gab – und wie diese Hindernisse Ihr sexuelles Empfinden intensivierten.

Fangen Sie damit an, daß Sie mit Ihrer Partnerin / Ihrem Partner ausgehen und so tun, als könnten Sie nicht nach Hause, um miteinander zu schlafen. Trotz dieses Hindernisses müssen Sie eine Möglichkeit ersinnen, einander sexuell zu genießen. Tun Sie Ihr Bestes, um die selbstgestellte Herausforderung kreativ zu lösen.

Wenn sie nach ihren besten sexuellen Erlebnissen gefragt werden, erinnern sich viele Menschen an Gelegenheiten, bei denen sie ein Hindernis überwinden mußten, bevor sie ihre sexuelle Vereinigung vollenden konnten.

37. Eifersucht umwandeln

Die Feststellung, daß Ihr Geliebter oder Ihre Geliebte für andere attraktiv ist, kann Ihre eigenen Gefühle und Ihr sexuelles Begehren steigern; ebenso kann die Tatsache, daß Sie von anderen begehrt werden, Ihr Selbstvertrauen als sexuelles Wesen stärken.

Verabreden Sie mit Ihrer Partnerin / Ihrem Partner, bevor Sie beispielsweise eine Gesellschaft besuchen, daß Sie beide unschuldig mit anderen flirten können; das beinhaltet lebhafte Unterhaltung und insbesondere aktiven Augenkontakt. Provozierende Dialoge sind ebenso erlaubt wie versteckte Andeutungen, aber unter keinen Umständen sollte einer von Ihnen die neue Bekanntschaft verführen.

Sorgen Sie dafür, daß Sie gleich viel Zeit für einen Flirt mit Ihrer Partnerin / Ihrem Partner zur Verfügung haben. Haben Sie Spaß, und lassen Sie die sexuellen Säfte strömen.

Verabreden Sie, daß jeder von Ihnen es den Partner / die Partnerin wissen läßt, wenn er oder sie quälende Eifersucht empfindet; in diesem Fall verlassen Sie die Veranstaltung und veranstalten Ihre eigene Party für zwei. Ansonsten warten Sie bis zum Ende des Abends, um die kokette Flirtstimmung mit nach Hause zu nehmen und sie in einen großartigen Liebesakt münden zu lassen.

Es handelt sich um einen großartigen Vorschlag für Menschen mit dem Syndrom: »Die süßesten Kirschen wachsen immer in Nachbars Garten.«

38. Das verborgene Verbotene

Er beobachtete, wie Tinas Hüften unter dem schwarzen Jerseykleid schwangen, als der Ober sie zu dem Tisch im hinteren Teil des Restaurants führte. Will hatte extra um den kleinen Tisch in der Nische gebeten. Er setzte sich neben sie; es kam gar nicht in Frage, ihr gegenüberzusitzen, wenn sie in dem eng anliegenden Kleid so sexy aussah.

Als der Kellner den Sekt holen ging, ließ Will die Hand unter das tief herunterfallende weiße Tischtuch gleiten und öffnete die Vorderseite ihres Wikkelrocks. Der Jerseystoff fühlte sich prächtig auf ihrer Haut an. Über den Nylons waren ihre Schenkel nackt. Es fiel ihm nicht leicht, eine Unterhaltung vorzuspielen, während seine Finger zu ihrer intimsten Stelle wanderten. Sie lächelte wie Mona Lisa.

Der Kellner kam zurück, setzte die Sektgläser ab und zählte die Spezialitäten des Hauses auf. Will und Tina sahen ihn an, wenn auch mit leicht glasigen Augen. Sie hörten höflich zu, während der Kellner endlos seine lange Liste von pochiertem Dies und geröstetem Das herunterbetete. Endlich kam er zum besten Teil seines Vortrags. »Ich komme dann später, um Ihre Bestellung aufzunehmen«, sagte er und machte sich davon.

Als der Kellner fortging, spürte Will, wie Tinas Hand sich auf seinen Schritt legte. »Vielleicht *komme ich* noch vor ihm«, flüsterte sie mit einem Funkeln in den Augen und begann, Wills Schwanz sachte zu kneten.

Nervös sah Will in die Runde. Sie waren unbeobachtet. Der schwach beleuchtete Raum war ideal für eine Romanze. Ihm kam der Gedanke, daß die langen Tischdecken zum Plan gehörten.

Er atmete tief ein und half Tina, seinen Reißverschluß zu öffnen. Als ihre geschickten Finger in seine Unterhose griffen und den weichen Kopf seines Penis berührten, wußte er, es würde ein phantastisches Essen werden.

Nichts ist aufregender als das Verbotene. Und was könnte verbotener sein als unerlaubte Intimitäten in der Öffentlichkeit, wenn niemand außer Ihnen beiden weiß, was sich abspielt?

- Ziehen Sie sich in die Toilette eines Restaurants – oder eines Flugzeugs – zurück.
- Nutzen Sie den dunklen Kinosaal.
- Nehmen Sie zu einer langen Busfahrt eine kleine Decke mit.

Seien Sie vorsichtig, während Sie sich vergnügen. Erregung öffentlichen Ärgernisses wird gesetzlich verfolgt.

Erotika: Steigern Sie Ihre Leidenschaft durch Worte und Bilder

39. Erotische Videos

Sie war froh, daß Tom bei ihr war. Ohne ihn hätte sie den Mut nie aufgebracht. Sie hätte mit leerem Blick an den vielen Reihen von Videos unter dem harschen Neonlicht vorbeigestarrt und schließlich etwas genommen, was den Kindern Spaß machte. Nun aber steuerte Tom direkt den hinteren Teil des Videoverleihs an, während sie am Regal mit den Liebeskomödien entlangbummelte und dann Interesse an den Filmklassikern heuchelte.

In diesem Moment kam ein nett aussehender Mann mit zwei Videokassetten unter dem Arm aus dem hinteren Zimmer. Er ging geradewegs auf die Kasse zu, als sie hinter ihm herstarrte. Er hatte einen ordentlichen Haarschnitt, gepflegte Kleidung und sah nicht gerade wie ein Rocker aus.

»Pssst. Karen!« flüsterte Tom. Er stand direkt hinter der Türöffnung.

Karen stellte die Videobox, die sie gerade in der Hand hatte, ebenso rasch wie beiläufig ins Regal und schlüpfte in die Höhle des Lasters.

Huii! Sie hatte es geschafft! Sie sah sich um und registrierte erstaunt die Bilder von üppigen Frauen, die ihre gespreizten Beine und weichen Geschlechtsteile lasziv der ganzen Welt präsentierten. Hochgewachsene junge Frauen mit großen Brüsten auf Kassettenhüllen mit Worten wie »Vertraulich« oder »Sexy Streifen« in fetter Druckschrift. Es ängstigte und faszinierte sie. Und es machte sie feucht.

Tom zeigte auf eine Videohülle: Eine Frau in schwarzem Leder, deren Brustwarzen durch die Löcher in ihrem schwarzen Leder-BH ragten. Hmm. Für heute abend schien das ein bißchen übertrieben; vielleicht ein andermal. Karen griff nach einer Kassette mit einer attraktiven Frau im weißen Spitzenkleid. Es hätte sich um einen Liebesfilm handeln können, wären da nicht die nackten Brustwarzen durch die feine Spitze zu sehen und ein kleines Foto, das zeigte, wie zwei Männer gleichzeitig eine Frau fickten. Ein glasklarer Hinweis, daß es sich nicht um V*om Winde verweht* handelte.

»Ich glaube nicht, daß ich etwas Vernünftiges aussuchen kann«, flüsterte Karen.

»Vernunft ist, glaube ich, nicht gefragt«, sagte Tom lachend. »Such irgendwas aus. Wenn wir mehrere nehmen, haben wie die Auswahl.«

Ein Mann kam herein; nett anzusehen, unauffällig und bescheiden. Als er Karen sah, hielt er inne und drehte sich weg, um die gegenüberliegende Regalwand in Augenschein zu nehmen: Mösen, Schwänze, Titten und Ärsche schienen in einer Kakophonie sexueller Stellungen aus ihren Plätzen in den Regalen herauszuspringen.

Hastig nahm sie zwei Videos, zeigte sie Tom. Als er nickte, zog sie ihn nach draußen.

Als sie nach Hause kamen, staffierte Karen das Bett mit Kissen aus, und Tom brachte zwei Gläser Cabernet ins Schlafzimmer. Sie zog ihr Spitzennégligé an, er trug seinen seidenen Morgenmantel. *Klick.* Das erste Video spulte los. Attraktive Körper. Alberne Handlung. Lausige Story. Aber dann legte sich die Hauptdarstellerin auf eine Couch und begann zu masturbieren. Die Augen auf sie geheftet, zog der Hauptdarsteller seinen Schwanz aus der Unterhose und fing an, sich zu massieren. Karen konnte kaum glauben, daß sie hier mit Tom saß und sich dieses Zeug ansah. Es war entnervend und aufregend zugleich.

Der Hauptdarsteller hockte sich über die Hauptdarstellerin, und sie saugte so lange an seinem Schwanz, bis er lang und steif war und zitternd in die Höhe ragte. Die Adern in der Haut traten hervor, und als ein kleiner weißer Tropfen an der Spitze austrat, sahen Karen und Tom fasziniert zu.

Dann zog der Hauptdarsteller seinen riesigen Schwanz vom Mund der Hauptdarstellerin fort und küßte ihren ganzen Körper bis hinab zu dem kurz geschorenen Schamhaar. Behutsam teilte er die Hautfalten, so daß die Kamera klare Sicht auf ihre rosafarbene Knospe hatte; die zarten Fleischblüten schlossen sie wie eine exotische Blume ein. Er führte die Spitze seines Schwanzes zu der kleinen rosa Pforte und klopfte sachte an. Karen hielt den Atem an. Sie griff nach Toms Bein und streichelte die Innenseite seines Schenkels. Die Wölbung im Seidenstoff verriet ihr, daß sein Penis steif wurde.

Der Hauptdarsteller ließ seinen Schwanz in das Geheimnis aller Geheimnisse gleiten – in die Schatzgrube, um die Männer seit Anbeginn der Zeiten gekämpft hatten. Etwas Ursprüngliches schien vom Bildschirm zu springen und das Zimmer zu erfüllen.

Karen und Tom sagten kein Wort ... sie glitten langsam in eine Welt sinnlicher Körper und geistlosen Spiels. Toms Berührung fühlte sich elektrisch auf Karens Haut an. Seine Finger in ihrer Möse waren saftig. Während sie dem Paar auf dem Bildschirm zusahen, sprang eine elektrische Ladung wie ein mit Händen greifbarer Strom aus dem Fernsehgerät. Nicht lange, und Tom war in Karen eingedrungen, und sie wurden von einer Woge aus schierem Sex überschwemmt. Die Frau auf dem Bildschirm hatte einen Orgasmus; dann zog der Mann seinen steifen Schwanz heraus und verspritzte milchigweiße Flüssigkeit über ihren Bauch. Die Intensität, die Karen und Tom durchfuhr, spülte alles andere fort. Das Videopaar war bald vergessen, als Karen und Tom immer tiefer in die pure Freude hineintauchten, die im Kern des Sex lebt.

Leihen Sie einen erotischen Film aus, oder besuchen Sie ein Sexkino. Mit einigem Sinn für Spaß können Sie dieses Erlebnis in ein erotisches Abenteuer verwandeln.

Sorgen Sie sich nicht, wenn der Film Sie nicht anregt. Selbst wenn Sie nicht erregt sind oder sich leicht

amüsiert fühlen, werden Sie womöglich bemerken, daß der Film Sie leidenschaftlicher oder sexuell kreativer macht.

Erotische Videos können eine gute Möglichkeit sein, neue sexuelle Ideen zu finden.

40. Erotische Literatur

Schaffen Sie Ihre eigene sexuelle Energie. Sehen Sie sich zusammen ein Sexmagazin an, oder kaufen Sie ein Buch, dessen Stil Ihnen gefällt, und lesen Sie laut daraus vor, bevor Sie miteinander schlafen (oder sogar während Sie es tun).

Einige empfehlenswerte Titel:
Von Nicholson Baker:
Vox
Die Fermate
Herausgegeben von Lonnie Barbach (alle Titel sind bei Ullstein erschienen):
Verzaubere mein Verlangen
Welche Farbe hat die Lust?
Fühlst du mich?
Wildkirschen: Erotische Phantasien

Herausgegeben von Susie Bright:
Herotica I, II und III
The Best of American Erotica, 1993, 1994, 1995

Von Henry Miller:
Schwarzer Frühling
Wendekreis des Krebses
Wendekreis des Steinbocks

Von Anaïs Nin:
Das Delta der Venus

Erotische Literatur von männlichen Autoren kann sich von »weiblicher« Literatur dramatisch unterscheiden. Experimentieren Sie, um Ihre Vorlieben herauszubekommen.

41. Eigene Videos

Das hatte Penny schon immer tun wollen ... seit sie die Eßszene in *Tom Jones* gesehen hatte. Gil setzte die Videokamera am Ende des Betts aufs Stativ, während sie das Festmahl auf der Tagesdecke ausbreitete. Fingerhappen, Wein, und noch mehr Fingerhappen ... saftig, weich, klebrig, knusprig ... sie hatte alles. Als die Bühne fertig war, schlüpften sie in ihre »Kostüme«: locker drapierter Stoff, der an das alte Rom und *Ich, Claudius, Kaiser und Gott* erinnerte. Perfekt für eine Orgie, vor allem auf Video.

Penny räkelte sich genüßlich auf dem Bett, als Gil die Kamera in Gang setzte. Mit dem Zoom ging er auf Schärfe, und sie wußte sofort, was zu tun war. Sie nahm einen langen Strohhalm, steckte ihn sinnlich zwischen die Lippen und saugte, bevor sie einen Bissen nahm. Dann blickte sie direkt in die Kamera, befeuchtete ihre Finger mit der Zungenspitze und verteilte die Feuchtigkeit langsam um ihre Lippen.

Gil lächelte hinter der Kamera. Penny bewegte ihr Bein, so daß die provisorische Toga sich öffnete und ihre weichen Schenkel enthüllte. Als sie nach einem Stück Hühnchen griff, glitt Gil neben ihr aufs Bett. Sinnlich riß sie einen Bissen mit den Zähnen ab und hielt ihm den Rest entgegen. Er kam näher und ließ sich von ihr füttern; dann leckte er ihr die Finger sauber. Während sie sich gegenseitig fütterten, wuchs Gils Penis und hob den Stoff seines Kostüms wie ein Zelt. Pennys Toga öffnete sich weiter, so daß ihre hübschen kleinen Brüste und die harten Warzen sichtbar wurden.

Sie hörten nicht auf, sich zu füttern und zu fühlen, zu saugen, zu trinken und zu essen, bis Penny sich nicht mehr zurückhalten konnte und ihren Mund auf Gils Schwanz stülpte. Und als sie stöhnend saugte, legte er sich genüßlich zurück, während die Kamera weiterlief.

Viele Leute, die eigentlich gern Pornofilme ansehen würden, klagen darüber, daß die Schauspielerinnen gelangweilt wirken, daß die schauspielerischen Fähigkeiten entsetzlich sind oder die sexuelle Gewalt

abstoßend ist. Um diesen Einwänden zu begegnen, können Sie Ihr eigenes erotisches Video drehen.

Wenn Sie keine Videokamera besitzen, leihen Sie sich eine. Setzen Sie die Kamera auf ein Stativ, eine Kommode oder einen Stuhl und nehmen Sie das Ziel ins Visier. Schalten Sie das Licht an. Rufen Sie »Action« und lassen die Kamera laufen.

- Wenn Sie gerne schauspielern, verfassen Sie ein Drehbuch mit Ihnen und Ihrer Partnerin/Ihrem Partner in den Hauptrollen.
- Wenn Sie unter Lampenfieber leiden, fangen Sie unter der Bettdecke an und schlafen wie gewohnt miteinander.

Wenn Ihnen danach ist, unterbrechen Sie die Handlung, spulen das Band zurück und schauen es sich an, um Ihren Appetit fürs Weitermachen anzuregen. Oder warten Sie und schauen das Video als Vorspiel an, wenn Sie das nächste Mal miteinander schlafen.

Gehen Sie sicher, daß Sie das Band so bald wie möglich löschen. Selbst bei den besten Vorsichtsmaßnahmen haben solche Videos den unheimlichen Drang, in die falschen Hände zu geraten.

Phantasie: Machen Sie Urlaub von der Realität, gönnen Sie sich etwas Spaß

42. Eine Phantasie durchspielen

Sobald sie auf den Parkplatz einbog, sah Susan Ollies Wagen. Sie parkte in einer Lücke in der Nähe seines Wagens, überprüfte ihre Frisur und ihr Make-up, stieg aus und strich den Saum ihres Minirocks glatt. Als sie das Gebäude betrat und durch die Lobby stolzierte, ließ sie die Hüften schwingen. Als sie sich der Rezeption näherte, sah sie, daß ihr Mann gerade eincheckte. Sie gab sich den Anschein, ihn nicht zu kennen.

»Guten Tag. Bitte ein Einzelzimmer«, sagte sie zu dem Hotelangestellten. »Mit einem King-size-Bett.«

Der Mann gab ihr das Anmeldeformular. »Tut mir leid«, sagte er. »Die King-size-Zimmer sind ausgebucht. Aber ich habe mehrere Zimmer mit Double Queens.«

»Hmmm ...« Susan runzelte die Stirn und verzog den Mund.

Ollie trug das blaugraue Hemd, das Susan ihm zum Geburtstag geschenkt hatte. Er lehnte sich vor und begann zu flirten. »Ich habe das letzte King-size-Bett bekommen. Aber ich teile es gern.«

Susan sah ihn fragend an und wandte ihre Aufmerksamkeit wieder dem Formular zu. Er rückte näher an sie heran.

»Sind Sie allein hier?«

Der Mann hinter der Rezeption versuchte sich einzuschalten. »Mein Herr, wir möchten nicht ...«

»Ich passe schon auf mich selbst auf, danke«, unterbrach Susan ihn. Dann sah sie Ollie an und flirtete geradezu unverschämt. »Ich bin hier nur mit mir, meiner Wenigkeit und meinem Ich.«

Ollie grinste. »Ein flotter Dreier. Klingt nach viel Spaß.«

Der Mann hinter der Rezeption räusperte sich.

»Tja, ich komme gerade von New York«, fuhr Ollie fort. »Woher kommen *Sie*?«

»Von hier. Mein Haus wird gegen Termiten ausgeräuchert. Deshalb muß ich drei Tage außerhalb wohnen.«

»Aha. Dann wissen Sie bestimmt, wo man hier toll essen kann.«

»Da kenne ich jede Menge Adressen.«

Sie hielt das Hotelformular in der Hand und musterte Ollie mit verführerischem Blick. Der Hotelangestellte glotzte, als die sexuelle Energie zwischen ihnen knisterte.

Was Ollie nun tat, zeigte die Qualitäten, derentwegen sie ihn geheiratet hatte: Er nahm ihr das Formular aus der Hand, reichte es dem Hotelangestellten und sagte: »Das braucht sie nicht. Diese wunderschöne Frau wohnt bei mir.« Er nahm sie beim Arm und fragte: »Und wo gehen wir essen?«

»Am Ende der Straße ist ein hübsches kleines Restaurant. Nur ein paar Schritte weit.«

Ollie legte den Arm um sie und lenkte sie zur Tür. Gerade laut genug, daß der Mann an der Rezeption es hören konnte, fragte er: »Wie heißen Sie eigentlich?«

Phantasie kann dem »Liebesspiel« ein ganz neues spielerisches Element hinzufügen.

Erschaffen Sie gemeinsam eine Phantasieszene, und spielen Sie sie durch. Improvisieren Sie. Erfinden Sie Dialog und Handlung, indem Sie gegenseitig Anregungen aufnehmen.

Tun Sie so, als seien Sie:

- Prominente Zeitgenossen
- Hausfrau und Handwerker
- Professionelle Begleiterin und Kunde
- Fremde, die sich bei einer Konferenz begegnen

Entwickeln Sie eine neue Seite Ihrer Persönlichkeit, indem Sie vergnügt eine Erwachsenen-Phantasie durchspielen.

Riskieren Sie etwas, und haben Sie Spaß dabei.

43. Sexuelle Träumerei

Wärmen Sie sich für eine heiße Nacht auf. Rufen Sie sich eine besonders angenehme sexuelle Erfahrung ins Gedächtnis. Lassen Sie sich diese Erfahrung einige Minuten in Gedanken vorschweben. Versuchen Sie sich an möglichst viele Einzelheiten zu erinnern. Wenn es Ihnen schwerfällt, sich an die Details zu erinnern, füllen Sie die Lücken mit Hilfe Ihrer Vorstellungskraft.

Wählen Sie einige dieser erotischen Erinnerungen, und genießen Sie sie wiederholt im Laufe des Tages. Diese sexuellen Träumereien tagsüber können den Funken liefern, der am Abend das Feuerwerk entzündet.

Stimulieren Sie Ihren Geist, und Ihr Körper wird bald folgen.

44. Eine Phantasie teilen

»Eine Phantasie teilen«, wiederholte Rob. »Hmmm … Ich …« Er wollte dieses Spiel wirklich gern mit ihr spielen. Wieso war es so schwer? Er nahm einen Schluck Wein, mußte davon husten, lehnte sich auf der Couch zurück und schloß die Augen.

»Es ist nur eine Phantasie. Ein So-tun-als-ob«, drängte Amanda sanft. »Nichts, was wir *tun*. Bloß etwas Unerhörtes, das dich erregt.«

»Und was ist, wenn meine Phantasie dich *abregt*?« fragte er. Plötzlich wurde ihm bewußt, was ihn zumindest teilweise besorgte.

»Dann werde ich's dir sagen. Ich meine« – sie kicherte wie ein Schulmädchen –, »ich werde nicht laut ›Uuuah‹ schreien oder so etwas. Aber ... ich würde unsere Sexualität gern weiter erforschen.« Und dann fügte sie ganz ruhig hinzu: »Und unsere Verwundbarkeit.«

In diesem Moment wußte er, daß sie genauso nervös wie er selbst war. Er nahm ihre Hand, drückte sie gegen seinen Schenkel und legte den Kopf auf die Rückenlehne der Couch. Zuerst starrte er an die Decke, dann schloß er die Augen und ließ die Worte wie von selbst fließen.

»Also gut, schaun wir mal. Da ist immer ... seit ich ein Kind war ... als ich oben in dem Baumhaus war. Ich habe immer geträumt, daß Irene Megrey, das ältere Mädchen von nebenan, plötzlich auftauchen und meinen Schwanz lutschen würde. Und manchmal habe ich mir vorgestellt, daß sie mich zu sich nach Hause einlädt, während sie ein Sonnenbad nimmt, und mich bittet, ihr den Rücken einzucremen. Und dann wollte sie, daß ich ihre Vorderseite eincreme. Und dann hat sie mich überall eingecremt. Und jedesmal haben wir es zum Schluß direkt neben ihrem Pool getrieben.«

Ihm wurde warm und angenehm, als er an diese alten Phantasien dachte. Es war gar nicht so schwer. Es war spaßig. »Und du?«

»Hmmm ...«, sagte sie. »Nun ... Ich weiß, es ist

verrückt ... Und ich glaube nicht, daß ich es in Wirklichkeit wollte ... Aber als Phantasie kommt es immer wieder. Und auch wenn es nur eine Phantasie ist, erregt es mich wirklich.«

»Ja?« Ohne die Augen zu öffnen, drückte er ihre Hand, um ihr zu signalisieren, sie könne ruhig weitersprechen. Er war höchst neugierig. Bisher hatte er sich noch nie gefragt, welche sexuellen Phantasien sie haben mochte. Er hatte sich nicht einmal gefragt, ob sie überhaupt solche Phantasien hätte.

Fast flüsternd fuhr sie fort. »Nun ... Ich mache Liebe mit all diesen Männern. Aber es ist nicht Gruppensex oder so ... Sie verehren mich eben. Einige küssen mich ... und dann steckt einer seinen Schwanz in mich. Und während er mit mir schläft, stehen zwei andere neben ihm und lassen mich zusehen, wie sie sich einen runterholen. Und dann ...«

Er war verblüfft, wollte sie aber nicht unterbrechen.

»Und dann?« fragte er.

»Und dann ... Sie sehen mich alle bewundernd an. Als sei ich wirklich schön. Und dann kommt einer nach dem anderen zwischen meine Beine und fickt mich. Als würden sie mich wirklich lieben. Und wenn ich will, dann kann ich zur Seite schauen und sehen, wie einer der Männer mit der Frau neben mir schläft. Er steckt seinen Schwanz in sie, während ein anderer mit mir schläft ...« Ihre Stimme erstarb.

Herrgott, diese Seite kannte er gar nicht an ihr – an dieser süßen Frau, die er so liebte. Er drückte ihre Hand, wollte aber nichts sagen, was den Zauber zerbrechen könnte. Er räusperte sich und sagte: »Das ist erstaunlich. Hmm ... gibt es noch mehr?«

»Ja, aber nun bist du an der Reihe.«

Amanda streckte sich auf der Couch aus und legte ihren Kopf in seinen Schoß. Sie spürte seinen steifen Penis an ihrer Wange.

»Okay.« Er zögerte, überlegte, ob er ihr erzählen sollte, was ihm gerade in den Sinn gekommen war. Sein Schwanz wurde härter, und sie drehte den Kopf so, daß ihre Wange direkt auf ihm lag.

Sie lächelte. »Erzähl es mir.« Sie schmiegte ihr Gesicht in seinen Schritt und bewegte den Kopf, so daß sein Schwanz ihre Wange streichelte. »Erzähl es mir ... Oder ich mache gar nichts mehr ... nie mehr.«

»Okay, okay. Ich erzähl es.«

Sie kuschelte ihr Gesicht wieder in seinen Schoß und wartete.

»Manchmal stelle ich mir vor, daß du ins Büro kommst ... Und ich telefoniere mit einem Geschäftsfreund ... und du trägst einen Trenchcoat und diese hochhackigen Schuhe. Und du öffnest den Mantel, und darunter trägst du den kurzen schwarzen Rock und die schwarze Chiffonbluse, aber ohne den schwarzen BH darunter. Und ich telefoniere noch immer, und du kommst auf meine Seite des Schreibtischs und beugst dich über ihn. Und während ich mit Archie über Rohstoffe in China oder Schweinebäuche in Kansas rede, hebe ich deinen Rock hoch und fick dich mitten in meinem Büro von hinten.«

»Trage ich denn keinen Slip?« fragte Amanda, der diese Phantasie offenkundig Freude machte.

»Nein. Und es ist das Eckbüro, hat also viele Fenster. Und manchmal stelle ich mir vor, draußen fliegt ein Hubschrauber vorbei, und die Männer darin sehen zu, wie ich es mit dir treibe. Und dann kommst du. Und du drückst den Rücken durch, und es ist einfach herrlich ... Der arme Archie, er weiß, da tut sich etwas, aber er hat keine Ahnung, was es ist.«

Amanda hob den Kopf, schob ihren Oberkörper hoch und setzte sich rittlings auf seinen Schoß. »Das hört sich nach einer hübschen Phantasie an.« Sie blickte ihm direkt in die Augen.

»Wirklich?«

»Hmhm. Wie etwas, das ich einmal machen möchte.«

»Ja!«

»Hmhm.« Sie küßte ihn lasziv. »Vielleicht überrasche ich dich damit.« Sie küßte ihn erneut. »Aber den Hubschrauber mußt du nicht bestellen.«

»Okay.«

»Das mache *ich*.«

Er war sich nicht sicher, ob sie nur scherzte. Herauszufinden, ob sie es ernst meinte, war weit weniger wichtig, als auf der Stelle mit ihr zu schlafen.

Sexuelle Phantasien mit Ihrer Partnerin/Ihrem Partner zu teilen kann eine sexuelle Beziehung durch Vielfalt und aufregende Elemente erweitern. Zuerst möchten Sie jedoch vielleicht Sicherheit haben, indem Sie sich auf einige Grundregeln einigen.

Diskutieren Sie sämtliche Aspekte der Sexualität, die zu diesem Zeitpunkt – selbst in Ihrer Phantasie – unangenehmen Charakter haben können.
Zum Beispiel:

- Weitere Menschen außer Ihnen beiden einzuflechten.
- Handlungen einzuflechten, die Sie im wirklichen Leben niemals zusammen versucht haben.

Danach denken Sie an Bereiche Ihrer sexuellen Phantasien, die für Sie besonders aufregend sind. Das sind möglicherweise keine Handlungen, die Sie im richtigen Leben gerne einmal ausüben wollen, sondern solche, die Sie in der Phantasie aufregend finden. Zum Beispiel:

- Daß Sie Teil einer Sexshow vor Hunderten von Zuschauern sind.
- Die Vorstellung, daß Sie Sex kaufen oder verkaufen.
- Sie schlafen mit Ihrem Partner in Gesellschaftskleidung, nachdem Sie die Oscar-Verleihung besucht haben.
- Die Einbeziehung einer Partnerin/eines Partners vom selben Geschlecht oder einer Gruppe von Menschen, wenn Sie mit Ihrer Partnerin/Ihrem Partner schlafen.
- Sie sehen zu, wie Ihre Partnerin/Ihr Partner mit einem/einer anderen Sex hat.

Wählen Sie eine Phantasie, die für Sie sexuell erregend ist und sich innerhalb Ihrer Grundregeln abspielt. Während Sie die Phantasie verbal ausspinnen, kann Ihre Partnerin/Ihr Partner Sie körperlich lieben. Dann tauschen Sie die Rollen: Ihre Partnerin/Ihr Partner phantasiert, und Sie handeln.

Phantasie befriedigt den Wunsch nach Vielfalt oder nach dem Verbotenen. Folglich können die Grundregeln sich mit der Zeit ändern.

Spielzeuge: Wieso sollten nur Kinder den ganzen Spaß haben?

45. Körperbemalung

Sie war erschöpft und angespannt, als sie nach Hause kam. Es war ein langer Tag gewesen. Würde Jerry es verstehen, wenn sie heute abend unansprechbar wäre? Zu viele Worte. Sie wollte nichts und niemandem mehr irgend etwas erklären. Nicht heute. Als sie die Haustür aufschloß, hörte sie Urwaldtrommeln aus dem Schlafzimmer. Ein Lächeln stahl sich auf ihr Gesicht. Heute abend keine gedankenschweren Dinge. Spielzeit. Sie stellte die Aktentasche weg, kickte die Schuhe von den Füßen und steuerte das Schlafzimmer an.

Als sie das Zimmer betrat, stand er dort in einem Handtuch-Lendenschurz, der von dem Westerngürtel aus Santa Fe gehalten wurde. Auf Stirn und Brust hatte er sich Stammesfarben gemalt. Keine großen Worte heute. Was für eine Erleichterung! Sie empfand tiefe Liebe für diesen wunderbaren Mann und seinen Sinn für Spaß. Für seine Art, ohne Worte viel auszudrücken.

Sie ließ ihre Kleider auf den Boden fallen. Langsam umkreiste er sie und bewunderte stumm ihren Körper und dessen Kurven. Die Trommeln wirbelten ihre Gedanken in einem urzeitlichen Energiesturm hinweg. Er tupfte seine Finger in einen Napf mit Fingerfarbe und zog Kreise auf ihren Brüsten und um die Brustwarzen. Dann zog er zwei helle Linien über ihren Oberkörper, bis sie sich unterhalb ihres Nabels trafen. Alle Muster wiesen auf die Kraftstellen einer Frau und betonten sie – die Quellen von Mysterium und Lust.

Alle turbulenten Gedanken des Tages waren plötzlich in eine andere Welt verbannt, als er vor ihr kniete und sein Gesicht stumm in ihr Haar drückte und sie gemeinsam die uralte Sprache sprachen – unbelastet von Worten.

Körpermalerei ist eine herrliche Möglichkeit, Sex und Spaß miteinander zu verbinden. Kaufen Sie in einem Spielwarengeschäft Körperfarben und benutzen Sie sie, um die körperlichen Attribute Ihrer Partnerin/Ihres Partners hervorzuheben. Beschränken Sie sich nicht auf die obere Körperhälfte. Experimentieren Sie, und lassen Sie Ihrer Kreativität freien Lauf.

Sex kann eine Form von Erwachsenenspiel sein.

46. Ménage à trois

Erweitern Sie Ihre sexuelle Erfahrung mittels eines Vibrators. Es gibt unterschiedliche Typen:

- Ein batteriebetriebener phallusförmiger Vibrator ist leicht zu bekommen und preiswert, häufig aber recht laut.
- Elektrische Vibratoren (mit Steckdosenanschluß) gibt es mit Zubehör, so daß sie auch innerlich angewendet werden können. Einige Modelle haben einen Regelwiderstand, so daß das Tempo der Vibration bestimmt werden kann.
- Das Schwedische Massagegerät wird über die Hand gestülpt, so daß die Finger direkt auf der Haut vibrieren können.

Vibratoren gibt es in allen einschlägigen Geschäften oder, per Katalog, im Sexversandhaus.

Wählen Sie einen Vibrator, der Ihnen gefällt, dann experimentieren Sie. Legen Sie Ihre Hand auf den Penis oder die Klitoris des Partners / der Partnerin, und drücken Sie dann den Vibrator auf Ihre Hand, um die Empfindung zu dämpfen. Oder massieren Sie Ihre eigenen Geschlechtsteile direkt mit dem Vibrator, während Ihre Partnerin / Ihr Partner Sie auf andere Weise stimuliert. Der batteriebetriebene Vibrator oder das dildoförmige Zubehör des elektrischen Geräts kann in der Vagina oder im Anus verwandt werden. (Wechseln Sie aber nie vom Anus zur Vagina, ohne das Gerät gründlich gereinigt zu haben.)

Lassen Sie sich überraschen, wie es ist, diesen »Dritten« beim Liebesakt dabeizuhaben.

Individuelle Vorlieben variieren. Vielleicht können Sie den einen Vibrator nicht ausstehen und lieben einen anderen. Sie sollten also experimentieren.

47. Fesseln und reizen

Als er zum Spaß über Fesselung sprach, hatte er wirklich nicht vermutet, daß sie es aufgreifen würde. Vor allem war er ziemlich verblüfft, als sie vorschlug, daß sie *ihn* fesselte. So hatte er sich das nicht vorgestellt ... aber fair ist fair.

Als er, ein Handtuch um die Hüfte, aus dem Badezimmer kam, war er ein bißchen nervös. Oder war es Erregung?

Sie stand vor ihm, hochhackige Schuhe an den Füßen und in einem Oberteil, das ihre Brüste hochdrückte und sie gewaltig aussehen ließ. Ihr schmaler Slip wurde von den schwarzen Strapsen betont, die ihre Nylons festhielten. Sie sah großartig aus. Am liebsten hätte er sie auf der Stelle besprungen, aber irgend etwas an ihrer Haltung sagte ihm »Mach keinen Unsinn!« Als sie aufs Bett wies, sah er die Chiffonschals in ihrer Hand.

Er legte sich auf den Rücken. So unsicher hatte er sich vor dem Liebesakt zum letzten Mal als Teenager gefühlt – es war beängstigend und wunderbar zugleich. Stumm nahm sie seine rechte Hand. Sie stellte ihre fabelhaften Brüste direkt vor seiner Nase zur Schau, während sie einen Chiffonschal um sein rechtes Handgelenk band, seinen Arm über seinen Kopf bewegte und den Schal am Messingbettgestell verknotete.

Erst als er, alle Glieder von sich gestreckt und zu jeder Bewegung unfähig, auf dem Bett lag, wurde ihm das wahre Ausmaß seiner Verwundbarkeit bewußt. Sie zauberte eine Pfauenfeder wie aus dem Nichts herbei und begann, ohne ein Wort zu sagen, seine Brust damit zu streicheln. Dann seine Brustwarzen. Und seinen Nabel. Und dann führte sie die Feder dorthin, wo das Handtuch noch seinen Unterleib bedeckte.

Sie stand neben dem Bett und zog sanft an dem Handtuch. Irgendwie hatte sich diese zarte, zerbrechliche Frau in eine Domina verwandelt und hatte jetzt das Kommando über ihren Liebesakt. Langsam wurde das Handtuch von seiner Hüfte gezogen, bis sein Schwanz sichtbar wurde. Er sprang in Habachtstellung. Es war, als wüßte sein Penis Dinge, die *er* erst noch ergründen mußte.

Er sah, wie ihr Blick zu seiner Rute wanderte, die aufrecht wie ein Flaggenmast stand. Sie umkreiste sie mit der Feder. Er schloß die Augen und stieß einen stöhnenden Laut aus. Als er die Augen wieder öffnete, beugte sie sich gerade vor, um den glatten Schaft zu lecken. Sie kniete sich zwischen seine gespreizten Beine und sah ihm in die Augen, als sie seinen Schwanz in den Mund nahm. Ihre Brüste hingen fast aus dem Oberteil heraus. Er wollte seine Hände freimachen und die Kontrolle über die Situation übernehmen ... hätte er nur gekonnt. Aber er konnte nicht. Und er war froh darüber. Denn so konnte er nur daliegen und sich dem Genuß hingeben. Und in ihre Augen schauen, während ihr Mund um seinen Schwanz kreiste und ihre Zunge seine Eier erkundete.

Er wollte, daß es ewig währte. Und das tat es beinahe auch, denn sobald er sich dem Orgasmus näherte, hörte sie auf und ließ ihn sich abkühlen, bevor sie mit etwas Neuem anfing.

Als sie auf dem Sessel saß, die Füße mit den hochhackigen Schuhen auf den Bettrand gelegt, spürte er zum ersten Mal die volle Tiefe der Erotik. Sie öffnete die Beine weit, legte sich im Sessel zurück, steckte zwei Finger in die Falten ihrer Möse und bewegte sie sacht. Er sah, wie ihr Gesicht dahinschmolz. Sie betrachtete seinen steifen, zitternden Schwanz, befreite ihre Brüste vom Oberteil und spielte mit ihren harten Brustwarzen. Fasziniert und ehrfürchtig sah er zu.

»Ich liebe es, deinen steifen Schwanz anzusehen, während ich mit mir spiele«, flüsterte sie.

Er sah zu, wie ihre Finger die tiefliegenden roten Falten ihrer Muschi erforschten. Sie glitten hinein und heraus. Sie verlor die Kontrolle. Ihr schien gleichgültig zu sein, wie sie jetzt aussah. Für sie war nur wichtig, daß sie den Orgasmus aus ihrem Inneren hervorlockte.

Sie steckte zwei Finger ihrer linken Hand in ihre

Vagina. Dann begann sie, mit der rechten Hand gegen ihren Kitzler zu pressen. Voller Hingabe fiel ihr Kopf nach hinten.

»Ich komme gleich ... Ich will, daß du mir zusiehst, wenn ich komme, Liebling ...«

Der Orgasmus durchfuhr sie mit explosiver Heftigkeit. Ihr Körper erschauerte, und sie stieß einen Schrei aus. Der Orgasmus schien nicht enden zu wollen. Und zum ersten Mal seit seinen Kindertagen kam er spontan. Ihrem Orgasmus zuzusehen reichte aus, daß er explodierte.

Als es vorüber war, lag sie auf ihm, löste seine Fesseln und befreite seine Hände. Er legte seine Arme um sie, bevor sie gemeinsam in schläfriger Euphorie entschlummerten.

Fesselspiele können Ihrem Liebesakt ein Element verbotener Erregung verleihen.

Wählen Sie, wer der erste ist, und binden Sie Hand- und Fußgelenke mit Krawatten, Schals oder alten Strümpfen lose ans Bett. Wenn Sie keine Bettpfosten haben, können Sie die Fesseln mit Sicherheitsnadeln an der Matratze befestigen. Es gibt auch Klettbänder mit zugehöriger Bettwäsche, mit deren Hilfe die Gelenke ans Bett gefesselt werden können.

Um sicherzugehen, daß niemand verletzt wird, wählen Sie ein Wort wie *Apfelsoße* oder *Bulldozer* – ein Wort, das Sie normalerweise nicht verwenden würden –, mit dem Sie der Partnerin / dem Partner signalisieren können, daß Sie wirklich aufhören wollen. Auf diese Weise können Sie beim Fesselspiel

Worte für »aufhören« oder für »nicht« verwenden, ohne daß Ihre Partnerin/Ihr Partner annehmen muß, daß Sie es wirklich so meinen. Wenn das vereinbarte Wort für »aufhören« ausgesprochen wird, muß es sofort befolgt werden.

Haben Sie nun Ihren Spaß. Reizen Sie die gefesselte Person langsam und verführerisch. Kosten Sie den neuen verbotenen Aspekt Ihrer Sexualität aus. Erschaffen Sie Szenarios, die Ihre Vorstellungskraft anregen.

Mit dem Verbotenen zu experimentieren kann dem sexuellen Empfinden neue Wege öffnen, auch wenn sich herausstellt, daß Fesselspiele auf Sie oder Ihren Partner weder an- noch aufregend wirken.

Wenn der Konflikt sein Haupt erhebt: Selbst wundervolle Beziehungen kennen schlechte Tage

48. Reden

Ändern Sie Ihren Umgang mit Konflikten, indem Sie die Worte »Ich fühle« verwenden, wenn Sie mit Ihrem Partner reden.

Zu sagen: »Ich fühle mich unwichtig, wenn du Pläne für uns schmiedest, ohne mich vorher zu fragen«, ist beispielsweise weitaus wirkungsvoller als die Aussage »Du bist so egoistisch. Du denkst immer nur an deine eigenen Bedürfnisse«.

Eine »du«-Aussage ist eine beschuldigende Aussage und setzt oftmals einen Streit in Gang oder läßt ihn eskalieren.

Eine »ich«-Aussage nimmt direkten Bezug auf Ihre Gefühle. Das macht Sie verwundbar. Wenn Ihre Partnerin/Ihr Partner Ihre Verwundbarkeit bemerkt, regt sie/ihn das an, auf positive Weise zu reagieren.

Gefühle werden ausgedrückt durch Worte wie: *verletzt, unsicher, ungeliebt, einsam, unangemessen, glücklich, liebevoll* und *unsichtbar.*

Das Gefühl muß unmittelbar auf die Formulierung »ich fühle« folgen.

Zum Beispiel:

- »Ich fühle mich verletzt.«
- »Ich fühle mich unwichtig.«
- »Ich fühle mich ungeliebt.«

»Ich fühle, daß du …« ist ein bemäntelter Schuldvorwurf.

»Ich fühle mich, als ob …« ist eine gedankliche, keine gefühlsmäßige Aussage.

Wenn Sie verärgert oder frustriert sind, suchen Sie nach dem tieferen Gefühl der Verletzung oder der Verwundbarkeit, das dem Ärger oder der Frustration zugrunde liegt.

49. Zuhören

Sie betrat das Restaurant und sah sich um. Sam saß rauchend in der Nähe des Innenhofs. Sie zog den Mantel aus und eilte zu ihm hinüber.

»Tut mir leid, daß ich zu spät komme …« Sie setzte sich und winkte dem Kellner. »Tut mir wirklich leid. Es ging nicht anders.«

Sam sog den Atem ein, als wollte er verhindern zu explodieren. »Weißt du, ich fühle mich wirklich schrecklich, wenn du zu spät kommst. Es gibt mir das Gefühl, unwichtig zu sein – und daß dir unsere Beziehung unwichtig ist. Es ist Viertel vor acht, Linda.«

»Ich höre schon, wie aufgebracht du bist. Ich weiß,

ich bin fünfundvierzig Minuten zu spät ... und ... und ich kann verstehen, daß du das Gefühl hast, es wäre mir egal ...« Sie wollte noch mehr sagen, aber sie hatten vereinbart, daß sie wirklich zuhörten und den Standpunkt des anderen in Betracht zogen, wenn sie unterschiedlicher Meinung waren. Sie biß sich auf die Zunge und wartete.

»Ich hätte länger im Büro bleiben können. Ich hätte meine Wäsche aus der Reinigung holen können. Ich hätte tanken können. Aber nein, ich bin durch die halbe Stadt gerast, weil ich für dich pünktlich sein wollte. Du hättest bloß anrufen müssen.« Er warf einen Blick auf das Handy, das direkt neben seiner Gabel lag.

»Ich verstehe«, sagte sie und versuchte, ihre Gedanken zu sammeln. »Ich weiß, daß du viel zu tun hast, und ich weiß zu schätzen, daß du dich bemühst, pünktlich zu sein. Ich hätte anrufen sollen, aber ...« Plötzlich wollte sie nur noch weinen. Ihre Gedanken gerieten in Wirrwarr, und sie wußte nicht mehr, was sie für derartige Auseinandersetzungen vereinbart hatten. Sie wußte nur, sie liebte ihn und fühlte sich schrecklich. »Ich wollte dich ja anrufen, aber mein Chef stand mindestens drei Stunden hinter mir und brüllte Textänderungen, die ich sofort in den Computer eingeben mußte. Wir waren zu spät dran für den Overnight-Kurier, und er fährt die Unterlagen jetzt selbst zum Flughafen. Es tut mir leid. Ich hätte anrufen sollen, aber ... ich konnte nicht. Ich meine ... ich hätte gekonnt, aber es war einfach alles zuviel, und ich wußte nicht, wie spät es war.«

Alles ausgesprochen zu haben machte ihren Kopf wieder klar. Sie atmete tief durch und blickte Sam an. »Ich möchte, daß du weißt, wie sehr ich dich liebe und wieviel mir unsere Beziehung bedeutet. Ich hole morgen deine Wäsche aus der Reinigung.« Ihr kam eine Idee. »Oder noch besser: Ich helfe dir, deinen neuen Drucker zu konfigurieren.«

Sofort hellte sich seine Miene auf. Der neue Computer war zu seiner Nemesis, zur ausgleichenden Gerechtigkeit, geworden. »Tust du das wirklich?«

Sie erkannte seine Erleichterung und griff nach seiner Hand. »Natürlich. Was ich nicht sofort verstehe, werde ich herausfinden. Bis zum Wochenende ist er fertig und startbereit.«

Er beugte sich vor und küßte sie. »Dir ist verziehen«, flüsterte er. Und sie genossen gemeinsam ein köstliches Abendessen.

Wenn Meinungsverschiedenheiten auftauchen, sind viele von uns damit beschäftigt, die eigenen Antworten zurechtzulegen, so daß wir gar nicht richtig hören, was unsere Partnerin / unser Partner sagt. Um das zu verhindern, tun Sie folgendes:

- Begrenzen Sie Ihre Aussagen auf wenige Sätze.
- Ihr Gegenüber muß in ihren oder seinen Worten neu formulieren, was Sie gerade gesagt haben, bevor sie oder er den eigenen Standpunkt darstellt.

Beide Partner wechseln sich im Dialog folgendermaßen ab:

1. Sie drückt mit einer kurzen Aussage aus, was sie fühlt.
2. Er wiederholt in seinen Worten, was er gerade gehört hat.
3. Sie pflichtet seiner Interpretation bei oder korrigiert sie gegebenenfalls.
4. Sobald klar ist, daß er verstanden hat, was sie gesagt hat, kann er in knappen Worten seinen Standpunkt darstellen (wie unter 1.), den dann sie wiederholt (wie unter 2.) und so weiter.

Die Wiederholung dessen, was Ihre Partnerin/Ihr Partner gesagt hat, hilft, einen Konflikt zu deeskalieren, und erleichtert es, zu einer Lösung zu finden.

50. Konfliktlösung

»Nur weil ich dich liebe«, schrie sie wütend, »heißt das noch lange nicht, daß ich deiner Meinung sein muß.«

Sie stand, die Hände in die Hüften gestemmt, mitten im Wohnzimmer und starrte ihn an. Er saß in dem großen grauen Sessel und starrte verblüfft zurück. Er war wirklich sauer auf sie, wollte sich aber nicht auf einen Streit einlassen. Eigentlich wollte er nur weiterlesen und den Sturm vorüberziehen lassen. Er sagte kein Wort, und das sagte eine Menge.

»Ich begreife sehr wohl den Druck, unter dem du stehst«, fuhr sie fort, »und ich glaube, angesichts der

Umstände kommst du wirklich gut zurecht ... Aber im Moment bin ich aufgebracht. Und ich fühle mich ignoriert.«

Er merkte, daß es schwer war, sich zurückzuhalten. Im Moment wollte er weder darüber noch über irgend etwas anderes sprechen. Nicht, bevor sie sich abkühlte und wieder bei Sinnen war.

Und da machte sie das Sonderbarste, was er jemals erlebt hatte. Sie fing an zu singen. Laut. Und wütend. Zur Melodie von »You are so beautiful« schrie sie ihren Zorn heraus:

»Du bist ein Hornochse ... jawohl ...
Wieso sagst du denn nichts ... und siehst nicht ...
Wie nett es ... mit mir sein kann ...

Beim Essen hast du mich übersehn
und nur dein Buch gelesen ...
Ich kam mir dumm vor ... neben dir ...«

Sprachlos starrte er sie an. Er konnte doch nicht mitten in seinem Wohnzimmer wie ein Schlagersänger losschmettern. Schon gar nicht, wenn er wütend war. Er überlegte einen Moment, sah, daß sich ihre Augen mit Tränen füllten, und atmete tief ein. Er sang ziemlich schlecht, traf haarscharf die falschen Töne, aber er redete sich ein, daß er »Bridge over Troubled Water« annähernd wiedergab.

»Bin ein Mann in der schweren See –
Gibst du mir keine Hilfe?
Denn bis Montag muß ich das lesen ...
Sonst kann ich meinen Job verlieren ...«

Er sang völlig schief und arhythmisch, und binnen kurzem stolperte er wie ein Wagner-Sänger durch eine nicht identifizierbare Melodie. Aber das machte ihm nichts, jetzt kam er in Fahrt.

»Du meinst, nur du hast Gefühle.
Gefühle hab ich auch!
Und im Moment bin ich in Bedrängnis,
Deshalb hab ich wenig Zeit für dich ...«

Er wußte nicht, was er noch singen sollte. Oder sagen sollte. Ihr ging es genauso. Seine Erwiderung hatte sie ins Mark getroffen. Und dan spürte sie den spontanen Wunsch, ganz einfach und leise zu singen: »You are so beautiful to me.«

Sie standen sich gegenüber und sahen sich an. Sie trat auf ihn zu und küßte ihn auf die Wange. Er ließ sie gewähren. Dann nahm er ihr Gesicht in die Hände und küßte sie sehr aufrichtig. Bevor der Kuß zu ernsthaft und zeitraubend werden konnte, wandte er seine Aufmerksamkeit wieder dem Buch zu. Sie gab ihm einen flüchtigen Kuß, brachte ihm eine Leselampe und ging nach unten, um im Internet »www.eroticfilms.com« anzuwählen.

Um Ihren nächsten Konflikt zu lösen, unternehmen Sie folgendes:

- Unterstellen Sie, daß Ihre Partnerin/Ihr Partner schuldlos ist. Das ist äußerst wichtig. Wir sind alle unschuldig, bis uns unsere Schuld bewiesen ist.
- Seien Sie neugierig statt wütend. Versuchen Sie, das Verhalten Ihrer Partnerin/Ihres Partners von seinem oder ihrem Standpunkt aus zu verstehen; dieser Standpunkt unterscheidet sich wahrscheinlich beträchtlich von Ihrem, hat aber die gleiche Berechtigung.
- Finden Sie das Körnchen Wahrheit in der Argumentation Ihrer Partnerin/Ihres Partners – jenen Teil, mit dem Sie übereinstimmen können. Dann äußern Sie Ihre Übereinstimmung mit diesem Teil, *bevor* Sie Ihre Perspektive der Situation erläutern.

Vergessen Sie nicht: Sie müssen Ihren eigenen Standpunkt nicht aufgeben, nur weil Sie die Position Ihres Partners/Ihrer Partnerin verstehen. Beide Sichtweisen können berechtigt und zutreffend sein.

Epilog

Der wesentliche Unterschied zwischen den Paaren, die sich über die Jahre ein leidenschaftliches Sexleben bewahren, und jenen, die es nicht tun, ist – Zeit.

Wir alle haben viel zu tun. Zeit für *alles* zu haben ist unmöglich. Sehen Sie sich an, welche Wahl Sie treffen. Wenn Sie wollen, daß Ihre sexuelle Beziehung ein Quell von Spaß, Aufregung und Lust ist, dann müssen Sie ihr Priorität geben. Planen Sie. Freuen Sie sich darauf. Genießen Sie. Sonst wird es nicht dazu kommen. Ihre sexuelle Beziehung wird sich im Gestrüpp der Geschäftigkeit Ihres Lebens verlieren.

Wenn Sie (fast) ein Jahr lang jede Woche eine der Aktivitäten, die in diesem Buch vorgeschlagen werden, umsetzen – und das in jedem Jahr –, dann könnten Sie wirklich ein Leben lang glücklich sein.

Danksagung

50 Wege zu neuer Lust hat eine Anzahl von Inkarnationen erlebt. Inspiriert wurde das Buch von meiner Arbeit mit The Venus Group und dem Video-Audio-Arbeitsheft zum Programm für sexuelle Entwicklung, das wir unter dem Titel *Falling in Love Again* zusammengestellt haben.

Carole DeSanti, meiner Herausgeberin bei Dutton, gebührt besondere Anerkennung für die endgültige Form dieses Buchs. Nach sieben Überarbeitungen und zwei Jahren bleiben nur drei Seiten vom ersten Entwurf übrig. Ohne Caroles Hilfe hätte ich es nie geschafft.

Meiner Agentin Rhoda Weyr danke ich für ihre nie nachlassende Unterstützung und meiner Assistentin Marilyn Anderson für ihre unendliche Flexibilität und Intelligenz und ihr wunderbares Wesen.

Schließlich stehe ich in der Schuld von David Geisinger und Tess Geisinger-Barbach, die auf vielfältige Weise jeden einzelnen Tag meines Lebens mit Freude erfüllen. Ohne sie wäre mein Leben weit ärmer. Zusätzlich ist David für die Titel und Konzepte verantwortlich, die einem Teil der Anregungen zugrunde liegen.

»Zutaten für großartigen Sex« wurde von Bernie Zilbergeld, Autor von *The New Male Sexuality*, entwickelt.

»Die zwei Seiten der Medaille«, »Vorspiel« und »Konfliktlösung« stammen aus *Going the Distance: Finding and Keeping Lifelong Love* von Lonnie Barbach und David Geisinger.

»Verwöhntage« wurde dem Werk von Richard Stuart entnommen.

Frauenwünsche, Männerträume

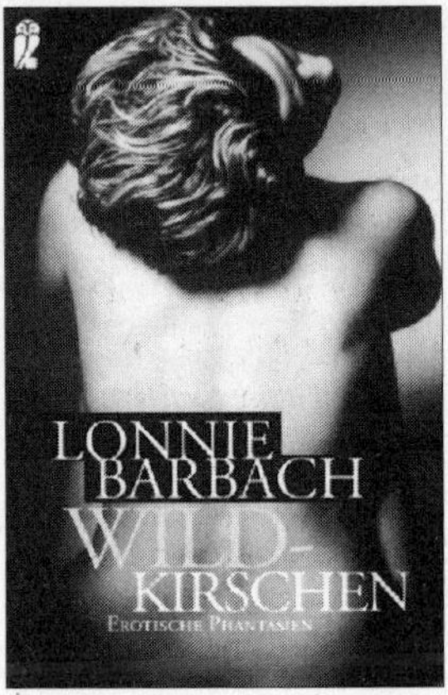

Verführung, Romantik, Phantasie: Lonnie Barbach weiß, was Frauen wünschen und wovon Männer träumen. Nun legt die amerikanische Bestseller-Autorin ein Kaleidoskop literarisch-erotischer Phantasien vor, die dazu anregen, die Liebesbeziehung mit neuen Impulsen zu versehen. Diese Geschichten aus dem Niemandsland der Vorstellungskraft vermögen Paaren den gewissen Kick zu geben, der sie veranlaßt, die eigene erotische Erlebniswelt und die des begehrten Menschen einmal aus einer neuen Perspektive zu sehen.

Lonnie Barbach
Wildkirschen
Erotische Phantasien
384 Seiten
Ullstein TB 35835

Ullstein Taschenbuchverlag

Die Erfüllung weiblicher Sexualität

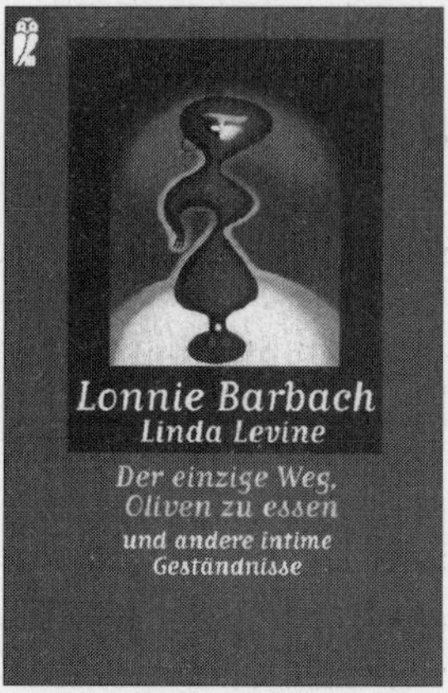

»Sexuell frei sein bedeutet die Freiheit zu wählen – jene Art der Stimulation zu wählen, die bei Ihnen wirkt; die sexuellen Betätigungen zu wählen, die Ihnen angenehm sind. Es bedeutet auch, frei zu sein zu wählen, Dinge nicht zu tun, die Ihren Bedürfnissen oder Wertvorstellungen nicht entsprechen. Sexuell frei sein bedeutet Harmonie in Ihren Ansichten, Gefühlen, Handlungen und Wünschen bezüglich Ihrer Sexualität.«

Lonnie Barbach
For yourself
Die Erfüllung
weiblicher Sexualität
232 Seiten
Ullstein TB 24492

Ullstein Taschenbuchverlag